DE L'INTERVENTION

DU MÉDECIN LÉGISTE

DANS LES QUESTIONS

D'ATTENTATS AUX MOEURS

PAR

Le Dr LOUIS PENARD

Ancien interne des hôpitaux de Paris,
Secrétaire du Conseil central d'hygiène et de salubrité de Seine-et-Oise.

PARIS

J.-B. BAILLIÈRE ET FILS,

LIBRAIRES DE L'ACADÉMIE IMPÉRIALE DE MÉDECINE,

Rue Hautefeuille, 19.

Londres,   **New-York,**
Hipp. BAILLIÈRE, 219, Regent street.   BAILLIÈRE brothers, 440, Broadway.

MADRID, C. BAILLY-BAILLIÈRE, CALLE DEL PRINCIPE, 11.

1860

EXTRAIT

DES

ANNALES D'HYGIÈNE PUBLIQUE ET DE MÉDECINE LÉGALE,

2ᵉ SÉRIE, 1860, T. XIV.

Journal rédigé par : MM. Adelon, Andral, Boudin, Brierre de Boismont, Chevallier, Devergie, Gaultier de Claubry, Guérard, Michel Lévy, Mélier, P. de Pietra-Santa, Ambr. Tardieu, Trébuchet, Vernois, Villermé.

Publié depuis 1829, tous les trois mois, par cahiers de 250 pages avec planches.

PRIX DE L'ABONNEMENT :

Pour Paris : 18 fr. par an. — Pour les départements (*franco*) : 20 fr.

On s'abonne à Paris, chez J.-B. BAILLIÈRE et FILS, 19, rue Hautefeuille.

PARIS. — Imprimerie de L. MARTINET, rue Mignon, 2.

A MON EXCELLENT ONCLE

Le Docteur PENARD

PRÉSIDENT DE L'ASSOCIATION MÉDICALE DU DÉPARTEMENT DE SEINE-ET-OISE,

ANCIEN CHIRURGIEN EN CHEF DE L'HOSPICE DE VERSAILLES,

MEMBRE DU CONSEIL CENTRAL D'HYGIÈNE

ET DE SALUBRITÉ DE SEINE-ET-OISE, CHEVALIER DE LA LÉGION D'HONNEUR.

Amoris magni tenue pignus.

DE L'INTERVENTION DU MÉDECIN-LÉGISTE

DANS LES

QUESTIONS D'ATTENTATS AUX MŒURS.

> Le premier et principal point est qu'il ait une bonne âme, ayant la crainte de Dieu deuant ses yeux, ne rapportant les playes grandes petites, ny les petites grandes par faueur ou autrement ; parce que les Iurisconsultes iugent selon qu'on leur rapporte.   AMBROISE PARÉ.

INTRODUCTION.

A l'occasion des Rapports en justice, un grand honnête homme, Ambroise Paré, dit au vingt-septième livre de ses œuvres immortelles (1) : « En ce, le chirurgien doit estre caut, c'est-à-dire ingénieux à faire son pronostic, à cause que l'éuénément des maladies est le plus souvent difficile... Mesme le premier et principal point est qu'il ait une bonne âme, ayant la crainte de Dieu deuant ses yeux, ne rapportant les playes grandes petites, ny les petites grandes par faueur ou autrement, parce que les Iurisconsultes iugent selon qu'on leur rapporte. »

Ces paroles, admirables de justesse et de loyauté, résument le Code tout entier de la médecine légale ; à quelques exceptions près, le médecin légiste n'entre pas suffisamment préparé dans la carrière épineuse qui s'ouvre devant lui. Maintes

(1) *OEuvres complètes*, édition avec notes de J.-F. Malgaigne, Paris, 1840, t. III, p. 651.

fois il s'y présente de son plein gré, mais le plus souvent on l'improvise brusquement, de rencontre. C'est un grand mal pour l'honneur du corps médical comme pour la saine administration de la justice. Quelle en est la cause? Le défaut d'études préparatoires et de directions pratiques. Tout le monde le sait, tout le monde le dit, et personne n'en tient compte. Dans quelques lignes bien senties, avec une grande autorité personnelle, un de mes anciens maîtres, M. Devergie (1), y insiste mieux que personne; mais la routine a créé des ornières trop profondes pour qu'il soit possible d'en sortir aisément. Et pourtant combien est délicat et complexe le mandat de médecin expert près les tribunaux! De quelles garanties ne demanderait-il pas à s'entourer! De la médecine légale relèvent des embarras incalculables, parce qu'elle entraîne des doutes, des hésitations, des délicatesses sans nombre. On n'a pas trop de tout son sang-froid et de sa conscience pour faire face à ces difficultés multiples et sans cesse renaissantes. Il y a deux extrêmes dont il est également important de se sauvegarder : dire trop ou ne pas dire assez. Dire trop, c'est avec une certaine intempérance de zèle, aller instinctivement au-devant de questions qui ne sont pas même posées, et, il faut bien le reconnaître, c'est la tendance naturelle de tout expert qui débute; mais, à mesure qu'on avance dans la pratique, les formules, si absolues d'abord, s'ébranlent ou s'émoussent, et l'on incline bientôt par une réserve, non moins exagérée souvent, quoiqu'en sens inverse, à ne plus dire assez; à force de prévoir toutes les éventualités possibles, chances de l'instruction ou incidents de la Cour d'assises, on recule devant des conclusions trop affirmatives. Certes, pour satisfaire au mandat dont on s'honore à bon droit, il y a urgence de savoir ce que la science enseigne, mais quand la science hésite parce qu'elle doute, « Je ne sais pas » est le mot qu'il faut prononcer hautement et noblement; à condition toute-

____

(1) Devergie, *Médecine légale*, t. 1.

fois que l'expert n'oubliera jamais qu'à l'instant le plus inattendu, on peut l'appeler à rendre un compte rigoureux de chacune de ses appréciations. Or, lorsqu'il dit ne pas savoir, il lui faut prouver d'une façon victorieuse, pour que sa réputation sorte saine et sauve du conflit, que nul autre ne saurait mieux à sa place.

La pratique de la médecine légale est abreuvée d'ennuis, de dégoûts, de découragements de toute sorte. On le comprendrait mal à voir seulement ces brillants théâtres, où des hommes d'élite se font une place exceptionnelle. C'est surtout dans les localités privées de ressources, forcément modestes, parce qu'elles sont toujours obscures, qu'il serait utile d'interroger sous tous ses aspects l'art des expertises médicales. Cela vaudrait, à coup sûr, la peine d'un sérieux examen de la part du législateur. Il y aurait là nombre de réformes à faire ou de perfectionnements à introduire. Peut-être, dans une autre occasion, m'essayerai-je à esquisser quelques idées sur les diverses inconnues que l'équation médico-légale comporte, mais aujourd'hui, rétrécissant le cadre de cette étude, je me bornerai à développer certaines considérations pratiques sur l'intervention du médecin légiste dans les questions d'attentat aux mœurs. Il semble que tout soit dit ou fait de ce côté, aussi j'ai hâte d'expliquer pourquoi je me hasarde à prendre la parole. Chacun, pour humble que soit sa sphère, a rencontré, surtout s'il exerce depuis plusieurs années, de ces faits qui, ayant en eux-mêmes quelques échappées soudaines, présentent des données instructives. Par crainte de trahir une inexpérience dont on a le juste sentiment, on s'abstient généralement d'écrire; on a presque toujours raison dans l'ordre habituel des choses de la vie, mais, disons-le hardiment, on a toujours tort en matière de médecine légale. C'est là une science encore trop jeune et, par cela même, trop indécise, pour qu'il n'y ait pas une véritable utilité rien qu'à grouper les faits autour des faits. Au lieu de se montrer si souvent hésitante, elle produirait des résultats plus précis, mieux coordonnés, si chacun apportait ses propres ressources comme appoint profitable à l'instruction de tous. Une observation extraordinaire en médecine usuelle n'a bien souvent qu'un intérêt de stérile curiosité, mais d'un cas rare en médecine légale, d'un fait en apparence isolé pourront naître et découler des déductions générales. Les maîtres ont constitué l'édifice dans son ensemble, il appartient à tout praticien, tant obscur soit-il, de s'essayer à le compléter dans ses détails.

De plus, on ne saurait se refuser à l'admettre, la première fois que l'expert est chargé des missions de la justice, il rencontre bien des résistances et des embarras auxquels il n'avait jamais songé. Nulle part, il ne trouve un guide sûr et pratique qui lui trace une règle de conduite s'appliquant à toutes les circonstances. Qu'il le cherche encore avec soin de tous côtés, ce n'est pas dans le présent travail qu'il le rencontrera. En ce qui me concerne, ayant traversé de grandes inquiétudes d'esprit et de graves perplexités de conscience, j'ai voulu simplement exposer mes impressions. Je m'estimerais toutefois bien heureux si, sans vouloir, parce que je ne puis, guider personne, j'allégeais à un seul de mes confrères, pour des circonstances identiques, quelque peu des angoisses de sa terrible responsabilité.

A ces causes, j'ai pris confiance et me suis décidé à consigner ici quelques réflexions. Pour premier thème, j'ai choisi ce qui a trait aux attentats aux mœurs, parce que nulle part la mission du médecin légiste ne m'a semblé plus délicate et plus ardue qu'en ces occasions si déplorablement fréquentes. Je n'ai pas voulu faire un travail régulièrement méthodique et ce n'est point une monographie que j'ai tenté d'écrire ; laissant de côté les questions dogmatiques complétement discutées ailleurs et résolues d'une façon générale, je me suis contenté d'insister plus particulièrement sur certains points de vue du mandat de l'expert, auxquels, à mon avis, on n'a pas toujours prêté une attention suffisante. J'ai fait appel tout d'abord à mes propres impressions, et j'ai en outre consulté non-seulement les matériaux de l'école française, mais encore les éléments disséminés ailleurs.

Je me propose donc de suivre l'intervention de l'homme de l'art en ce qui touche aux attentats aux mœurs, dans toutes les phases de son mandat, en face de la commission rogatoire, pendant l'examen de la plaignante, aux prises avec la rédaction du rapport, dans le prétoire de la cour d'assises. Je terminerai cette esquisse par des conclusions qui résumeront le travail tout entier.

I. — *Au point de vue de la pratique médico-légale, il est indispensable de différencier les degrés des attentats aux mœurs, et partant, c'est un devoir impérieux pour l'expert de chercher à les définir.*

S'il est une langue scientifique qui ait besoin de précision et de rigueur, c'est incontestablement celle de la médecine légale ; que dans l'examen et la solution d'un problème un savant se soit trompé, il aura pour un temps quelconque obscurci ou retardé seulement une vérité ; que, faute d'une entente convenable des termes, le médecin légiste ait procédé d'un point de départ défectueux, il aura retardé plus qu'une vérité en compromettant la liberté d'abord, la vie quelquefois et toujours l'honneur d'un innocent. Plus le médecin légiste a l'oreille des magistrats et mieux il devra veiller sur sa parole, sûr qu'il est à l'avance de la plus grande autorité qu'on lui attribue. Donc, en toute occasion, la langue médico-légale doit être à la fois rigoureuse et mesurée, mais c'est surtout dans les circonstances d'une criminalité spéciale que cette sévérité dans les termes devient indispensable.

Il n'y a pas de jour peut-être où les cabinets de juge d'instruction ne retentissent de ces graves accusations : outrage à la pudeur, attentat à la pudeur, tentative de viol, viol. Dans

nombre de cas, il serait nécessaire que les limites de ces ap-
pellations fussent sévèrement définies, mais le texte de la loi
ne précisant pas, peut-être parce qu'il n'a pas besoin de
préciser, plein de confiance en la sagesse des magistrats qui
l'interprètent et que trop souvent les commissions rogatoires
ne précisent guère, il en résulte que, livré à sa propre appréciation pour l'intelligence d'un mandat bien délicat, le médecin légiste est maintes fois et doit être fort embarrassé.

Certes, en face des excellents traités classiques que la science
possède, après le remarquable travail de M. le professeur
Toulmouche, de Rennes (1), après l'éminente étude médico-
légale sur les attentats aux mœurs par M. le professeur Tardieu (2), étude qui n'est autre chose qu'un véritable traité
ex professo sur la matière, il doit y avoir quelque témérité à
écrire sur les attentats à la pudeur ; aussi, je regarde tout
d'abord comme une nécessité de situation de revenir sur les
motifs qui m'y ont décidé.

Je n'ai pas eu la pensée ridicule d'assumer un rôle didac-
tique qui ne conviendrait ni à mes aptitudes, ni à ma position, j'ai voulu seulement exposer en toute humilité les difficultés pratiques qui m'ont arrêté nombre de fois et pourraient
d'occasion en arrêter quelque autre. Faute d'une direction
certaine qui l'affermisse en ses voies aux moments difficiles,
tel praticien, rompu à toutes les nécessités de la pratique ordinaire, s'arrêtera indécis devant les questions plus ou moins
compliquées d'une commission rogatoire, ou s'il passe outre,
ferme en sa conscience, viendra échouer au grand jour des
assises entre les débats contradictoires du ministère public et
de la défense. S'il ne s'est pas tracé à l'avance une route bien
aplanie, s'il n'est pas stable et convaincu en sa manière de
faire, il marchera sans pouvoir s'arrêter, d'hésitations en hé-

(1) *Ann. d'hyg. et de méd. lég.*, 2ᵉ série, t. VI, p. 100, juillet 1856.
(2) *Étude médico-légale sur les attentats aux mœurs*, 3ᵉ édit., 1859.

sitations, et à une heure donnée, je le répète, il laissera au fond de quelque ténébreuse affaire, un peu de cette considération qui coûte tant de labeurs et de temps à acquérir.

Pendant une pratique médico-légale de plus de douze années, j'ai rencontré, pour ma part, de grandes incertitudes ; j'ai dû puiser, dans mon expérience, s'il m'était permis d'employer un pareil mot, des principes fixes dont je cherche à m'écarter le moins possible ; des idées qu'au début je croyais bien arrêtées sur différents points litigieux, se sont notableblement modifiées par l'exercice de chaque jour ; c'est là surtout l'origine et la cause du présent mémoire. Tout le monde le sait, d'ailleurs, il n'y a pas que les succès qui instruisent, les fautes renferment aussi leur enseignement. Que les forts dogmatisent par leurs préceptes, les faibles instruiront par leur exemple, quand ce ne serait qu'en montrant l'écueil où ils se sont brisés.

La loi, je l'ai déjà dit, ne précise pas ce qu'il faut entendre par outrage à la pudeur, attentat à la pudeur, tentative de viol. M. Tardieu (1) établit que la définition exacte de l'attentat à la pudeur n'appartient pas au médecin légiste. Avec sa sagesse habituelle et sa saine logique, il redoute les longs commentaires sur le droit pénal et la jurisprudence. Il ne faut pas, dit-il, que la science s'engage dans une voie qui n'est pas la sienne, et où elle risque à chaque pas de se compromettre d'une manière toute gratuite. Cela est parfaitement juste et raisonnable ; mais sans édicter soi-même la jurisprudence, sans s'arroger le droit de rectifier ou de régenter le Code pénal, le médecin légiste a le devoir de chercher à comprendre, partant, à préciser ce qu'on lui demande.

Là, en effet, où la commission rogatoire aura vu un simple attentat à la pudeur, il ne doit pas s'exposer à discuter une tentative de viol ; encore moins s'il s'agit seulement d'une tentative de viol, qu'il se préoccupe d'un viol consommé. Et

____

(1) *Loc. cit.*, p. 7.

qu'on ne dise pas que c'est pure subtilité de langage ou l'une
de ces difficultés que l'on fait surgir à plaisir pour se donner
la satisfaction de les vaincre à peu de frais, ce sont là de véritables embarras de tous les jours, difficultés pratiques qui
se renouvellent à chaque instant, sinon à Paris ou dans quelques-uns des ressorts les plus importants, au moins dans plus-
d'une circonscription du réseau judiciaire.

Ne l'oublions pas, d'ailleurs, le médecin légiste se voit quelquefois inopinément, et même contre son gré, saisi des problèmes de la médecine légale. Il importerait donc qu'il trouvât
dans la loi ou dans la science des définitions toute faites,
nettes et claires, pour que cette netteté et cette clarté dans
l'énoncé de la question qu'on lui pose, vinssent se refléter dans
les termes de la solution qu'il fournit.

Certes, la signification vulgaire est à peu près la même pour
tous ; mais ce qui a peu d'importance à un point de vue général, celui du monde ou de la thérapeutique, acquiert une
portée capitale au point de vue de l'application pénale. Il est
de ces idées mères dont chacun s'assimile la substance, si bien
même qu'il semble superflu, oiseux, de les définir. Il arrive
cependant, lorsque l'on veut s'y essayer par hasard, qu'on
éprouve une difficulté immense ; que dix, vingt personnes ap-
préciant le fond de la même manière, cherchent à donner à
l'objet qu'on veut rendre une forme palpable, on aura dix ou
vingt descriptions différentes. Il en est tout autant pour les
choses de la criminalité. Certes, tous, magistrats et médecins
légistes, apprécient de la même manière la substance du
crime en question, mais, à chacune de ses nuances, chacun
n'assignera pas les mêmes limites. Or, c'est cette indécision
même que je trouve périlleuse pour la société.

La loi donc, dans son Code pénal, art. 331, traite de l'attentat à la pudeur, et art. 332 du viol, sans définir et partant
sans limiter soit l'attentat à la pudeur, soit le viol. Les seules
définitions qui aient force légale, sont dans les commentaires

fournis par les arrêts des cours judiciaires. Ces arrêts eux-mêmes, quelquefois contradictoires, jusqu'à ce qu'ils soient fixés par la haute jurisprudence de la cour de cassation, témoignent d'un certain malaise dans les appréciations et justifient, en conséquence, l'hésitation toute naturelle du médecin légiste.

De plus, la loi, à différents degrés, reconnaît différents mandataires qui ne donnent pas toujours à des faits semblables une semblable interprétation ; que cela soit la faute des mandataires ou dérive directement comme cause première de la concision même du texte de la loi, toujours est-il qu'en certains cas, il y a quelque chose de livré à l'arbitraire. Or, la médecine légale, je ne cesserai de le répéter, n'a pas le droit d'être conjecturale en son langage ; elle doit toujours répondre nettement, sans ambiguïté, aussi bien quand elle affirme que lorsqu'elle doute et hésite. De là, une fois de plus, la nécessité de bien s'entendre sur les mots.

Dans une occasion où j'avais reçu mission de décider si des attentats à la pudeur avaient été commis par un père sur ses deux filles, à cause des lésions que je constatai, à cause surtout de complications appartenant à la commission rogatoire rédigée exceptionnellement par un juge de paix remplaçant le juge d'instruction, je me laissai aller, dans mon rapport, à traiter la question de viol. En cour d'assises, je fus assez rudement ramené par le président aux attentats à la pudeur qui étaient en litige. J'avais eu tort, assurément, et je faisais entrer imprudemment l'affaire dans une voie qui n'était pas la sienne, mais l'initiative de ma fausse route appartenait à la commission rogatoire, et le tort de celle-ci, je le dis en toute assurance, pouvait remonter à l'interprétation discutable de la loi. Je ne saurais avoir et je n'ai pas la prétention d'en modifier la lettre, mais le jour où, par sa faute, à mon sens, j'ai été si magistralement averti, j'ai acquis à mes dépens le droit de prémunir mes confrères contre pareille mésaventure, et de leur crier : *Caveant medici.*

Ne laissons pas pénétrer dans la langue médico-légale le malaise qui existe dans notre langage ordinaire. Qu'on appelle, si l'on veut, fièvre typhoïde le plus simple embarras gastrique, tant pis pour les statisticiens ; mais qu'importe en réalité, pourvu qu'on applique au mal, de quelque nom qu'on le nomme, la médication appropriée ?

En cour d'assises, toutefois, il n'en saurait être de même : il n'y a pas de traitement à prescrire, il y a un nom à préciser nom auquel s'attacheront le ministère public et la défense; le jury et la cour, nom qui, mal déterminé, souvent égarera les débats, fera des circonstances atténuantes pour un ignoble criminel, ou des travaux forcés pour un malheureux, coupable seulement d'un moment d'égarement.

Donc encore une fois et pour la dernière, il serait indispensable, honnête, que tout le monde s'entendît sur la valeur des termes, et que, pas plus dans la demande que dans la réponse, il ne pût y avoir de doute ou d'équivoque pour personne.

Je comprends bien qu'une définition immuable de faits qui comportent tant de nuances souvent incertaines, soit plus que difficile et même quelquefois dangereuse à poser : mais je maintiens qu'il y a encore plus de péril à laisser la confusion s'établir entre les différents degrés d'un même crime. Je vais donc, en ce qui m'appartient, essayer de constituer leurs limites à des catégories distinctes;

Dira-t-on avec M. le professeur Tardieu (1) : Il suffira, au lieu de définir le viol et l'attentat à la pudeur, d'admettre entre les actes attentatoires à la pudeur, commis avec ou sans violence, le signe distinctif de la défloration caractéristique du viol et de la non défloration propre au simple attentat? Cela ne suffira pas au magistrat chargé de l'instruction. Au jour des débats, en France, cela ne suffira pas au président des

____

(1) *Ann. d'hyggiène publique et de méd. lég.*, 2ᵉ série, t. VIII, p. 133.

assises qui interroge l'expert ou à l'avocat qui le fait interroger; cela ne suffira pas, en Angleterre, au ministère public
et à l'avocat qui interrogeront contradictoirement, ce dont il
faut bien se souvenir, le pauvre médecin à qui l'on demande
de tirer de phénomènes délicats, fugitifs le plus souvent, des
assertions rigoureusement déterminées, absolues.

En outre, la distinction précédente ne saurait répondre à
toutes les éventualités. Voici, par exemple, des faits qui resteraient complétement en dehors de cette division : abuser
d'une femme avec violence, c'est commettre le crime de viol,
alors même que cette femme aurait eu déjà des enfants, dit
un arrêt de la cour de cassation. La rupture de l'hymen ca-
ractérisera-t-elle le viol dans ce cas? Non certainement, elle
est antérieure. Ce qui le précisera, ce sera, en dehors de l'as-
sentiment de la femme, la pénétration du membre viril dans
la cavité vaginale, si tant est que les recherches de l'instruction
parviennent à la démontrer.

Une femme n'a pas eu d'enfants, mais l'exploration médicale établit positivement une défloration ancienne. Là aussi
le viol pourra exister en tant que viol, bien que les traces de
la rupture de l'hymen ne soient pas récentes. La fille publique, dont la législation admet le viol comme possible, peut se
trouver dans les conditions que je rappelle.

Une jeune fille n'est pas physiquement déflorée. Elle a subi
cependant complétement et contre sa volonté les approches
d'un homme; je rapporterai plus loin quelques faits de ce
genre. Des circonstances anatomiques particulières, une certaine disposition physiologique, et je n'entends pas pousser
ici jusqu'à ses étranges limites l'interprétation de Séverin Pi-
neau, rendent compte de la légitimité de cette hypothèse. Là
encore, aux yeux des jurés et des juges, sinon d'après les
textes médicaux, il y aura eu viol, et ce ne sera certes pas la
rupture de l'hymen, puisqu'elle n'existe pas, qui en pourra
témoigner.

La distinction établie précédemment serait donc en défaut. Au reste, M. Tardieu l'a si bien senti lui-même, que dans
l'intervalle de juillet 1857 à 1858, court espace de temps qui
a suffi pour nécessiter une seconde édition, à la page 10, on
trouve la variante suivante dont l'importance ne saurait
échapper à personne : « Il suffira, à cet égard, d'admettre entre
les actes attentatoires à la pudeur commis avec ou sans violence, le signe distinctif de l'intromission complète avec ou
sans défloration caractéristique du viol et de la non-intromis-
sion propre au simple attentat. » A l'édition suivante, 1859, la
troisième déjà, car les éditions vont vite pour les bons livres,
la définition est demeurée la même.

Je ne pense pas cependant que, bien que heureusement modi-
fiée, la distinction suggérée par M. Tardieu exprime suffisamment la réelle différence qui sépare les attentats aux mœurs.
Quand y aura-t-il véritablement intromission? A quelle hauteur du membre viril ou de la cavité vaginale s'arrêtera-t-elle ?
Cela nous rejettera dans les discussions des écrivains anglais
sur ce point, et nous serons forcément amenés à faire entrer
avec eux en ligne de compte l'émission ou la non-émission
du liquide spermatique.

Dans l'expression même formulée par M. Tardieu, je crois
voir, quoi qu'il en soit, poindre le désir ou plutôt le besoin de
séparer nettement les actes attentatoires aux mœurs, et j'y
trouve une raison de plus; sans vouloir entamer la science
du droit, pour tenter d'arriver à ce résultat.

D'autant qu'en restant dans les limites de tout à l'heure,
il semblerait qu'il n'y a, en ce qui concerne l'expert, que ces
deux chefs de criminalité : attentat à la pudeur et viol. Attentat à la pudeur, la membrane hymen restant intacte ou
peu compromise; viol, lorsque la membrane hymen, complétement rompue, peut permettre l'intromission complète.
Je suis convaincu cependant que pour la pratique, ces deux
degrés extrêmes ne sauraient suffire, et qu'il y aurait utilité à

intercaler entre l'attentat à la pudeur et le viol un degré de
plus, bien nettement établi, bien précisé : tentative de viol.
Je crois fermement que cette progression, convenablement
limitée, amènerait quelque clarté là où règne encore aujour-
d'hui une sorte de confusion. La preuve que cette confusion
existe, c'est que plus loin (*loc. cit.*, p. 18), alors qu'il traite
des signes des attentats à la pudeur, M. Tardieu établit qu'on
entendra sous le nom d'attentats à la pudeur, d'une manière
générale, tout acte attentatoire à la pudeur, quelle qu'en soit
la nature, consommé ou tenté avec ou sans violence, sur une
personne de l'un ou de l'autre sexe; mais sans défloration s'il
s'agit d'une vierge, ou sans intromission complète s'il s'agit
d'une femme qui n'est plus vierge.

Plus loin, s'appuyant sur une expérience dont le cercle
personnel est si étendu, il s'étonne que, par une singulière
contradiction, les auteurs laissent à peine soupçonner ce
qu'est véritablement l'attentat à la pudeur; il ajoute que sur
400 observations qu'il analyse fidèlement, 261, c'est-à-dire
près des deux tiers, étaient relatifs à cet ordre de faits. Tous
les médecins légistes qui, sans avoir la vaste expérience de
M. Tardieu, ont eu cependant par devers eux nombre d'occasions d'observer, se rattacheront irrésistiblement au côté pratique de l'opinion du savant professeur, et c'est justement
parce que je considère les actes attentatoires à la pudeur
comme très fréquents, que je voudrais que toute lumière fût
faite sur leurs véritables limites et leur portée.

Ici doit naturellement se débattre une grande question. La
défloration résultera-t-elle seulement de la rupture complète
de la membrane hymen, permettant la complète intromission
du membre viril, constituant plus tard les caroncules myrtiformes, ou bien une rupture partielle suffira-t-elle pour l'établir? Là est tout entière, pour moi, la distinction entre le viol
et la tentative de viol. Il me semble que la filiation suivante
des faits déterminerait irrésistiblement les degrés du crime.

Un misérable souille du contact impur de ses parties génitales les organes sexuels d'un enfant, d'une jeune fille ou d'une femme, voilà l'attentat à la pudeur. La membrane hÿmen est matériellement respectée dans son intégrité, c'est là le critérium nécessaire et suffisant, si toutefois, par la constatation de l'homme de l'art, il est avéré qu'une intromission complète ou même incomplète ne pouvait s'accomplir qu'en rupturant l'obstacle.

Le même misérable ne s'est pas arrêté à cet attentat à la pudeur, il poursuit ses violences, tente une intromission, et ses efforts sont déjà assez efficaces pour rompre en partie la membrane hymen, quand un mouvement de la victime qui fait résistance ou tout autre cause accidentelle ne permet pas la rupture complète de la membrane; légalement le viol n'existe pas encore, mais il y a là déjà un degré de plus que dans le simple attentat à la pudeur, degré dont la rupture incomplète de la membrane deviendra le critérium unique; ce sera là pour moi la tentative de viol.

Cela est senti de la même façon par tout le monde, bien que diversement interprété. Ce chef d'accusation n'est pas une innovation qui m'appartienne; il existe partout, dans le Code, dans les classiques de la médecine légale et surtout dans les commissions rogatoires qui me l'imposent tous les jours. Or, comment répondre à cette question sur la tentative de viol, si l'on ne définit pas exactement ce qu'on comprend par ce mot?

Je veux y insister davantage, et pour mieux préciser la progression des différents degrés qu'on devrait, selon moi, introduire dans les attentats aux mœurs, je vais les reprendre les uns après les autres.

Les attentats aux mœurs devraient comprendre :

1° L'outrage à la pudeur;

2° L'attentat à la pudeur;

3° La tentative de viol;

4° Le viol.

Le premier terme, l'outrage à la pudeur, est évidemment d'une manière générale, faits et gestes, tout ce qui insulte la pudeur, ou publique ou privée ; faits et gestes seulement, car un arrêt de la cour de cassation du 30 nivôse an XI, établit que les injures, quelque extravagantes, quelque grossières qu'elles soient, ne sauraient le constituer. L'article 330 du Code pénal, le premier de la section IV, *Attentats aux mœurs*, édicte la pénalité relative et proportionnelle. Un misérable ou un fou aura commis en public des actes odieux sous des nuances variées qui, toutes, établissant un degré différent, résumeront cependant un même crime, l'outrage public à la pudeur ; le coupable tombera, sans que le plus généralement le médecin ait à en connaître, sous le coup de l'article précité. Si jamais, pour faits de ce genre, l'homme de l'art était appelé à intervenir, ce ne serait qu'à titre exceptionnel, dans des conditions qu'il est facile de prévoir, mais qui resteraient étrangères au fait matériel en lui-même. M. Tardieu (1) expose diverses circonstances de ce genre, où il a dû prêter à la justice le concours de son habileté. Le médecin, en ce cas, n'intervient pas généralement, afin d'apprécier le degré de l'acte, sa qualité, pour ainsi dire, mais plutôt pour peser le mobile pathologique s'il y a lieu, et mettre en évidence les incitations organiques si elles existent dans la cause. Au point de vue spécial donc, le médecin légiste n'aura pour l'outrage public à la pudeur rien à faire, et les magistrats, trouvant en eux-mêmes les éléments d'une appréciation suffisante, n'invoqueront pas son ministère. Cela est, de toute évidence, proclamé d'ailleurs par tout le monde ; il serait donc superflu d'y insister davantage.

Dans les attentats aux mœurs, pour ce qui concerne le médecin légiste, il ne saurait y avoir, en réalité pratique, que

______

(1) *Loc. cit.*, p. 4.

trois degrés à établir : l'attentat à la pudeur, la tentative de viol et le viol.

Rien que le mot d'attentat à la pudeur indique déjà une progression, un second degré dans l'outrage aux mœurs ; attentat, c'est évidemment un commencement d'exécution, c'est une tentative impudique, violente ou consentie, sur une personne quelconque, homme, femme ou enfant ; plus ordinairement, cependant, c'est du sexe féminin qu'il s'agit comme ayant subi l'outrage. Les attentats à la pudeur, à l'exclusion de la tentative de viol et du viol, ont lieu le plus ordinairement sur de jeunes enfants de deux à dix ans. Dans une statistique de 400 cas, empruntée à M. Tardieu, 198 enfants au-dessous de onze ans ont été victimes. Sans procéder par chiffres aussi considérables, composant une statistique spéciale, due à une position exceptionnellement éminente, je constate que dans nombre de cas dont l'examen m'est échu, plus des trois cinquièmes comprennent des enfants au-dessous de dix ans. Cela s'explique par des arguments anatomiques trop bien développés dans la remarquable étude de M. Tardieu pour y revenir sans en répéter les termes. La défloration complète, c'est-à-dire le viol, est le plus ordinairement impossible chez les toutes petites filles. En outre, et c'est là une seconde explication du même fait, par cela même que sur de jeunes enfants la passion bestiale ne peut pas s'assouvir dans toute sa brutalité, il arrive très rarement que le misérable qui abuse d'un enfant cherche, en exerçant la supériorité de ses forces, à atteindre la fin complète de l'acte vénérien, c'est-à-dire la pénétration du membre viril après la rupture de la membrane hymen. Le plus souvent, les enfants séduits par de trompeuses promesses, dominés par une sorte de tentation irréfléchie du nouveau et de l'inconnu, ou maîtrisés par la peur, abandonnés de plus à leur grande faiblesse physique, opposent une résistance assez peu réelle. Là sera donc, à mon sens, le véritable attentat à la pudeur.

Si une sorte de lutte se produit, les lésions qui en peuvent résulter, bornées toutefois à de certaines limites, ne change-ront pas le degré du crime ; que l'enfant soit très jeune, et il n'y aura que très rarement, si non jamais, des meurtrissures sur le ventre, les bras et les cuisses. Il y aura des traces plus ou moins palpables de contusions, mais on ne remarquera que fort exceptionnellement les dilacérations observées chez les adultes.

Au contraire, chez les jeunes filles de dix à quinze ans, comme l'acte est plus encouragé, si l'on osait s'exprimer ainsi, parce qu'il est plus possible, comme d'ailleurs la résistance plus active, plus énergique, appelle dans l'assaillant un dé-veloppement de forces plus complet et plus aveugle, il en résulte fatalement ou la réussite complète du crime, c'est-à-dire un viol, ou des lésions qui peuvent, comme dans une ob-servation que je relaterai plus loin, atteindre un degré sauva-gement exclusif. C'est alors que le crime tendant à se com-pléter pour ainsi dire, revêt un caractère plus marqué, et doit, en conséquence, recevoir un nom différent qui indique plus réellement sa véritable place.

Si, en effet, nous examinons des jeunes filles de dix à qua-torze ans, douées surtout de ces organismes que les mauvai-ses habitudes ont hâtivement développés, pourvues de ces appareils génitaux, par suite d'un exercice prématuré, plus âgés en quelque sorte que l'âge réel, nous ne trouverons pas encore d'emblée le viol, parce que, quoique plus facile que chez l'enfant, il est encore plus difficile que chez l'adulte, mais nous aurons déjà plus que les attentats à la pudeur précédem-ment étudiés. Nous constaterons, non-seulement des traces extérieures de violence, des froissements plus ou moins éner-giques attestés par des dépressions infundibuliformes, des ec-chymoses multiples, des déchirures de tout genre, mais en-core nous remarquerons souvent, comme je l'ai trop de fois noté, et avec trop de soin pour laisser prise à l'erreur, un

commencement manifeste de rupture de la membrane hymen.
Si l'expert, placé dans ces conditions, conclut à un simple
attentat à la pudeur, certes, il ne dira pas assez ; s'il conclut à
un viol, il dira trop, car le viol doit être non-seulement la
rupture de la membrane hymen, mais encore comme conséquence immédiate, légitime, la pénétration du membre viril
dans la cavité vaginale.

Dans le traité de médecine légale de M. le professeur
Taylor (1), on lit : « Médicalement parlant, une certaine intromission peut exister sans une destruction inévitable de l'hymen, et, moralement parlant, le crime sera le même, que la
membrane hymen soit ou ne soit pas rompue. Car comment
serait-il possible de réprimer ce que la société s'accorde à
considérer comme un crime odieux, si on admet les experts
médicaux à discuter les degrés d'intromission pour la constitution du crime ? »

Bien que émanant d'une autorité aussi éminente, je ne saurais partager cette opinion. Certes, au point de vue moral, le
misérable qui s'est rendu coupable d'un attentat aux mœurs
est aussi odieux, que la membrane de l'hymen soit incomplétement ou complétement rompue, mais il est certain d'autre
part, sans qu'il soit nécessaire d'y insister longtemps, qu'au
point de vue physique, la lésion ne sera pas la même quant à
son présent et à ses conséquences à venir, et, partant, l'appréciation manquerait de justesse, si elle était identique dans
les deux cas. Tous les médecins qui se sont occupés de pareilles questions savent bien, d'ailleurs, l'importance que l'une
ou l'autre de ces deux conditions acquiert, tant sur l'esprit
du jury chargé de rendre le verdict, que sur celui des magistrats chargés d'appliquer la loi, et ils sont en bien petit
nombre, ceux qui échappent à l'adage : *pœna delicto com-
mensurari debet.*

____

(1) A. Taylor's, *Medical jurisprudence*, third edition, p. 631.

Je prétends donc que, pratiquement, la rupture de l'hymen incomplète, insuffisante pour laisser passer le membre viril, a son importance et doit avoir sa place fixe et sa classification déterminée. Or, c'est là, pour moi, ce qui caractérise légalement et précise matériellement la tentative de viol.

J'appellerai donc tentative de viol tout attentat à la pudeur, spécialisé par un commencement de rupture de la membrane hymen, alors que la pénétration du membre viril est rendue impossible sans un nouvel accroissement de la solution de continuité.

Reste enfin le viol. Ce sera évidemment la tentative précédente menée à sa fin complète; l'hymen sera tout à fait rompu, et, partant, l'introduction du membre viril dans la cavité vaginale aura été rendue possible et libre.

Je me résumerai donc, et, laissant de côté l'outrage public à la pudeur, qui n'appartient que rarement à l'expertise médicale, je dirai :

1° L'attentat à la pudeur, en ce qui concerne la lésion des organes sexuels, est l'ensemble de tous les désordres possibles, en tant, toutefois, que la membrane hymen restera complétement intacte;

2° La tentative de viol est l'attentat à la pudeur, plus un commencement, peu ou beaucoup, de rupture de la membrane hymen, assez considérable pour s'apprécier sans le moindre doute par les caractères physiques ordinaires, insuffisant cependant pour laisser pénétrer complétement dans la cavité vaginale un membre viril en érection;

3° Le viol, enfin, c'est la rupture de la membrane hymen, assez complète pour laisser pénétrer librement le membre viril dans la cavité vaginale; c'est, en tout cas, rupture ou non rupture de la membrane hymen mise à part, la pénétration violente, inaccordée, du membre viril dans la cavité vaginale.

Ces attentats aux mœurs ont le plus ordinairement lieu du

sexe masculin au sexe féminin ; cependant la réciproque peut
avoir lieu, ainsi que quelques auteurs de médecine légale,
Belloc, Mahon, Tardieu, en citent des exemples ; d'autre part,
il est admis dans la législation prussienne, comme fait avéré,
qu'un homme peut être contraint au coït par des femmes en
certaines circonstances. Il s'agit évidemment d'hommes atteints d'une faiblesse d'esprit qui leur ôte leur libre arbitre,
et ces faits se rangeront à côté de faits semblables, où, pour
satisfaire des désirs vénériens, des femmes ont abusé de l'âge,
de l'innocence ou de l'imbécillité d'enfants ou de jeunes
gens.

J'abandonne volontiers le texte de ma définition à toutes
les améliorations dont il n'est que trop susceptible, mais je
m'attache à l'idée de la classification, c'est-à-dire de la gra-
duation dans le crime : attentat à la pudeur, tentative de
viol et viol. Je voudrais que ces trois degrés fussent nettement définis et classés, que cela fût accepté par tout le
monde, parce qu'il me semble de la plus rigoureuse urgence
qu'entre le magistrat qui prépare l'instruction, le médecin
qui reçoit la commission rogatoire et l'exécute, le juré qui
prononce le verdict et le magistrat qui applique la loi, il y ait
une langue commune, saisissable en tous ses points, intelligible dans toutes ses parties, en un mot, enfin, *une* pour tous.
Or, je le redis encore, le mot de tentative de viol revient trop
souvent dans les commissions rogatoires, trop de personnes
peuvent être tentées de l'interprétrer contradictoirement, pour
qu'il ne soit pas utile, indispensable, de chercher à en préciser la valeur et à lui assigner sa véritable place.

II. — *L'expert doit tout d'abord se bien pénétrer de la mission
que lui assigne la commission rogatoire, pour en demeurer
constamment l'intelligent et scrupuleux interprète.*

Maintenant que j'ai essayé de régulariser le terrain sur lequel je veux marcher, je vais étudier la conduite de l'expert

dans les différentes parties de son mandat, sur quelque degré des attentats aux mœurs qu'il puisse porter. Je tiens d'abord à établir comme conviction personnelle, rendue immuable par des observations multipliées, un principe qui est loin cependant d'être admis par tout le monde : toutes les fois qu'obéissant à une sollicitation quelconque, par bienveillance ou simple exercice de sa profession, un médecin, sans y être officiellement convié, fait un rapport ou donne un certificat qui peut être plus tard présenté et discuté aux débats, il fait, à mon sens, acte de haute imprudence. Certes, il agit dans le cercle des prérogatives et droits de son diplôme, mais il est de ces droits que la prudence et la réserve confinent forcément dans certaines limites. Ces pièces justificatives ne sont produites généralement que pour la nécessité d'opposer tel avis médical à tel autre. Or, les luttes, même dignement confraternelles, lorsqu'on ne peut les éviter, ont toujours le très grave inconvénient d'amoindrir pour une part, tant faible soit-elle, l'autorité si souvent discutée qui revient à la profession. Ce n'est pas comme médecin légiste, dans un esprit mesquinement rétréci, que j'émets cette opinion ; je ne saurais prétendre qu'on doive rien sacrifier de la vérité à l'estime qu'on a pour ses confrères et aux égards qu'on désire leur conserver, si l'on a mission, dans une consultation médico-légale par exemple, d'examiner leurs conclusions et de les apprécier pour ainsi dire. Dans ces circonstances, on est contraint par le caractère officiel dont on est revêtu, et un homme d'honneur en même temps qu'un médecin habile sauront toujours rendre aux convenances ce qui appartient aux convenances, et à la vérité ce qui revient à la vérité. Je veux parler seulement des occasions où on entre dans un débat sérieux, imposant, sans y être officiellement appelé. Toutes les fois qu'un défenseur, dans l'intérêt de son client, croit devoir provoquer l'avis contradictoire d'un homme de l'art pour l'opposer à l'avis de l'expert du tribunal, il sait trouver les moyens légaux de faire revêtir d'un caractère judiciaire l'opinion

qu'il invoque ; mais, lorsqu'il n'en est pas ainsi, lorsqu'ils se
produisent inopinément comme un coup de théâtre en quelque
sorte, dans l'intérêt d'un effet plus ou moins heureusement mé-
nagé et nourri, les certificats ou rapports sont assez généralement
mal accueillis par la magistrature qui ne fait pas grand fond
sur une intervention qu'elle n'a pas sollicitée. Il est juste de
le dire d'ailleurs, les rapports dont la sévérité d'examen n'est
pas garantie par la sainteté du serment, n'ont pas toujours la
rigueur d'un travail assermenté ; aussi, très souvent, les magistrats sont-ils disposés à en tenir le compte que le chirurgien des conseils de révision chargé d'examiner les conscrits
tient des certificats que chaque intéressé manque rarement
d'apporter avec lui. Cela peut paraître frivole d'insister si
longtemps sur une pareille considération, mais tout ce qui
peut augmenter ou diminuer la dignité médicale a une grande
importance à mes yeux, et il est si évident que le médecin et
la médecine ont le plus souvent tout à perdre à intervenir
mal à propos, qu'on voit très rarement se charger de pareille
mission l'homme de l'art habitué aux délégations médico-
légales.

C'est donc de la commission rogatoire que date véritablement le rôle de l'expert, rôle qui s'inaugure par la prestation
d'un serment toujours grave et solennel devant la conscience.
Or, la commission rogatoire, c'est la pierre angulaire de
l'édifice.

On ne saurait trop appeler sur ce point l'attention et la
sollicitude du magistrat. Bien ordonnancée, bien complète,
la commission rogatoire expose, développe et résume toute
une affaire ; elle indique exactement à l'expert les limites de
sa mission, en lui précisant nettement les besoins de l'instruction et ce qu'attend de lui la justice. Le médecin prudent
et habile se tiendra toujours en garde contre un immense
danger, celui de dépasser son mandat ; il doit dire tout ce qui
peut édifier la religion du magistrat, mais qu'il veille sur

toute chose à ne pas envahir un terrain qui n'est plus le
sien. S'il entrevoit dans la commission rogatoire quelque
point de vue qui ne lui paraisse pas suffisamment développé,
mais dont le développement inopportun l'entraînerait, lui
expert, dans une voie incertaine et difficile par cela même, il
n'aura certes rien de mieux à faire que de rester sur la réserve.

Je veux essayer d'un exemple pour me faire comprendre :
une commission rogatoire expose les détails d'un crime et
donne à un expert mission d'examiner l'état intellectuel du
prévenu, supposé le coupable.

Il est clair que la question comporte deux termes, l'un
mis en évidence et l'autre latent, pour ainsi dire Examiner
l'état intellectuel présent, à la date de l'examen, cela semblerait impliquer le devoir de remonter de la constatation
actuelle de l'intelligence du prévenu, à l'état de cette même
intelligence au moment du crime. Cela va peut-être raisonna-
blement de soi, mais la commission rogatoire ne se préoccupe ou semble ne se préoccuper que de l'état de l'intelligence
au moment prescrit. Comme il n'y a pas là, après tout, un
desideratum qui empêche la cause de marcher, l'expert, selon
ma conviction profonde, ne doit répondre qu'aux termes
mêmes de la commision rogatoire, sans les commenter, car
s'il substitue sa propre pensée au texte qui lui est soumis; il
entre dans une série d'embarras sans nombre. De plus, il
trouvera toujours quelqu'un, président de la cour, ministère
public ou défenseur, pour l'avertir plus ou moins durement,
plutôt plus que moins, qu'il a dépassé son mandat et répondu
à une question qui ne lui était nullement posée. Son devoir
tout entier, c'est-à-dire sa réponse, doit se limiter dans les
termes prescrits par la lettre du magistrat ; s'appuyant alors
sur la commission dont il a droit d'arguer, il se sentira fort
contre les reproches qu'on pourrait lui faire. Et dans combien
de considérations importantes de ce genre ne pourrait-on pas
entrer à propos des commissions rogatoires portant sur les

attentats aux mœurs? C'est une tâche délicate et difficile pour
le magistrat de rédiger suffisamment une commission rogatoire, et c'est un sévère devoir pour l'expert de s'y conformer
scrupuleusement. J'examinerai dans un moment s'il n'y a pas
quelque exception à cette règle générale.

Une fois la commission rogatoire reçue, la première chose
que fait le médecin est de se bien pénétrer de la lettre et de
l'esprit de sa nouvelle tâche. Son premier devoir, en effet, est
de bien comprendre l'objet, le but, l'étendue de la mission
qu'on lui impose. Il arrive quelquefois que, se trouvant en
face d'un mandat qui semble défectueux en quelque point, on
s'engage quand même, par entraînement d'imprévoyance,
dans l'affaire. Il y aura toujours plus tard un instant où on
le regrettera, soit dans le cours de l'instruction à la suite
d'un incident qui surgit ou d'interpellations inattendues qui
se produisent à l'audience. S'il y a des éclaircissements à
réclamer sur la mission qu'on accepte, il conviendra toujours
de le faire avant de commencer les explorations décisives ;
la conduite en est bien plus ferme, dégagée de tous les *impe-
dimenta* qui pourraient l'entraver.

Posons-le donc radicalement en principe, le devoir rigoureux
du médecin légiste est d'être l'interprète fidèle, sinon l'esclave
de la commission rogatoire. C'est le magistrat qui interroge
et l'expert qui répond, les rôles ne doivent pas s'intervertir,
tout n'étant bien qu'à son ordre et à sa place. C'est donc pour
l'expert grand bonheur quand la commission rogatoire, au
lieu d'être un acte rendu souvent trop rapide par la soudai-
neté de la situation, est une œuvre méditée à loisir, calculée,
réfléchie. Si l'expert ne se borne pas à satisfaire aux questions qu'on lui pose, mais s'il s'arroge le devoir de répondre
aux questions qu'on ne lui fait pas, il risque à son grand détriment, et, qui pis est, au détriment de graves intérêts mis
jeu, d'altérer le caractère d'impartialité dont il est revêtu et
qu'il lui est si important de conserver intact.

L'homme de l'art ne connaît ni innocent ni coupable ; il ne s'occupe ni des exigences de l'attaque, ni des embarras que lui suscitera la défense. Il a toujours devant les yeux le serment solennel qu'il a prêté, de dire toute la vérité, rien que la vérité. Il doit tout sacrifier à ce serment qui est son honneur tout entier. Quoique désireux de rester dans les termes de la commission rogatoire, si celle-ci est insuffisante, ne peut-il pas, ne doit-il pas chercher les moyens d'y pourvoir et demander au besoin un supplément de mandat ? Oui, dans le cas où la vérité luit à son esprit, matérielle, palpable, en dehors des limites de ce même mandat. Je suis convaincu qu'il ne saurait y avoir inconvenance ou péril à sagement commenter la lettre de la mission qui lui incombe. Que celle-ci, par exemple, mentionne en termes précis une simple tentative de viol et que la rupture de la membrane hymen, complète, concluante, corroborée de signes accessoires, atteste un viol consommé, la réponse absolue, quoi qu'ait eu de vague et d'incomplet la demande, ne sera ni difficile, ni embarrassante, les arguments abondant à l'appui. Il est d'ailleurs dans ce cas des précautions de délicatesse que saura prendre le rapport ; mais le véritable danger pour la réputation de l'expert, c'est que le mot de tentative de viol miroitant à ses yeux inattentifs, ne l'entraîne hors de propos à discuter le viol en lui-même, alors qu'il n'est point en question et ne l'engage étourdiment, par une pente glissante, sur le terrain d'une défense inopportune ou d'une accusation déplacée.

Si la commission rogatoire accuse isolément d'un des crimes précités, c'est donc, dans la plupart des circonstances, convenablement répondre que rester dans les termes mêmes de la question, cela rentre dans le cadre le plus simple ; mais, si par surcroît de précaution, comme cela arrive presque toujours d'ailleurs, au moins dans celles qui m'ont été confiées, elle réunit tous les chefs d'accusation dans une synthèse préventive : telle personne, enfant ou adulte, a-t-elle, en la circonstance indiquée, subi un attentat à la pudeur, une tentative de viol ou un viol ? C'est alors au médecin qu'appartient la distinction délicate entre les différents degrés du crime. Il semble, qu'à cet égard, la responsabilité de l'instruction se décharge sur la conscience de l'expert. A ce moment commencent pour ce dernier les véritables difficultés. Quoiqu'il s'absorbe tout entier dans sa mission purement scientifique, quoique, par un des plus grands bonheurs qui puissent lui arriver, il soit d'une ignorance absolue en jurisprudence criminelle, il sait parfaitement bien, tant le veut la raison, qu'aux degrés dans le crime correspondent des degrés dans la pénalité. Dans nombre d'occasions, sa réponse, et sa réponse seule, sorte de verdict précédant et préparant celui du jury, sera le pivot sur lequel roulera toute l'affaire. Or, quand on se sent chargé d'une aussi écrasante responsabilité qui trouble le repos de plus d'une nuit, on a le devoir de chercher à dissiper toutes les obscurités, et partant, le droit de réclamer dans l'exposition des faits de la cause, la rigueur désirable et la netteté possible.

Dans les commissions rogatoires portant sur les attentats aux mœurs, il existe souvent une lacune qui m'a parfois grandement préoccupé. Je me suis démandé, en l'absence toutefois d'un besoin absolu, s'il m'appartenait de la signaler au magistrat, si, le faisant, je n'usurpais pas une initiative, alors que j'étais là pour recevoir passivement celle qu'on voulait m'imposer. Je suis profondément convaincu pour y avoir mûrement réfléchi et j'y reviendrai encore tout à l'heure, que le médecin ne doit rien faire qui le sorte de son rôle purement médical ; il doit y mettre cette prudence, cette discrétion, cette réserve, qui sont l'apanage, le devoir et l'éternel honneur de sa noble profession. Que l'expert assiste par hasard à l'interrogatoire d'un prévenu par le juge d'instruction, et bien certainement, quoi qu'il entende, quoi qu'il trouve à dire, si on ne lui donne la parole, il se renfermera dans un

mutisme absolu. En doit-il être toujours de même devant la
commission rogatoire? Je ne le pense pas. Si l'expert y constate une omission qui, n'étant pas comblée, peut compromettre la manifestation de la vérité, son devoir sera évidemment de la signaler. Libre au magistrat d'accepter ou de
repousser l'observation, qu'importe alors, puisque l'omnipo-
tence du juge couvrira la conscience de l'expert. Je m'explique
plus amplement : souvent l'instruction prescrit l'examen de
jeunes enfants de quatre à dix ans pour rechercher sur eux
les témoignages d'une tentative de viol ou d'un viol, mais du
prévenu il n'est fait aucune mention; or, le plus souvent,
l'examen des parties sexuelles du prévenu est de toute nécessité pour la corrélation qu'il peut y avoir à établir entre la
possibilité des faits et leur accomplissement. Il ne saurait ap-
paraître en la cause de question plus urgente. Celle-là, le plus
souvent, prime évidemment toutes les autres. Que sans motifs indispensables, il faille soumettre une jeune fille de quatorze, seize, dix-huit ans à l'exploration des organes sexuels,
je comprends, j'applaudis même à l'honorable hésitation
du magistrat que révolte l'idée d'une visite peut-être inutile,
mais quand il s'agit de l'examen d'un prévenu par un médecin, quel est l'accusé qui, pour se disculper, ne se résignera pas
volontiers, ne provoquera même pas l'exploration qu'on lui
demande? Et dans nombre de cas, de quelle importance pri-
mordiale est cette investigation! Si donc le médecin croit
cette visite nécessaire et ne la trouve ni indiquée ni prescrite
par la commission rogatoire, en dépit d'une réserve qui doit
rester exquise, cela deviendra pour lui un devoir de conscience de signaler immédiatement cette lacune au magistrat,
juge en dernier ressort de l'opportunité de la combler ou de
la laisser subsister. M. Devergie (1) appelle l'attention du
médecin sur la nécessité d'examiner et la personne supposée

(1) *Loc. cit.*, t. I, p. 537.

violée et celle qui a accompli le viol, au point de vue de la disposition organique des parties génitales.

L'école allemande qui porte dans la médecine légale l'exagération méthodique de ses investigations, insiste assez particulièrement sur l'examen du prévenu, qui est trop négligé à un point de vue absolu et n'est généralement envisagé qu'au point de vue relatif. Ainsi, quand un expert français s'est demandé s'il existe entre les organes sexuels de la victime et ceux de l'accusé une relation qui rende le crime ou possible ou probable, si l'on peut constater entre les deux une similitude pathologique quelconque, il n'en va que bien rarement chercher davantage. Peut-être n'est-ce pas toujours suffisant, et pour le prouver, je crois utile de traduire ici le paragraphe que le docteur L. Krahmer (1) consacre à l'examen des organes génitaux à propos d'une copulation incriminée et supposée plus ou moins récente.

« L'état des organes génitaux de l'homme, dit-il, après l'accomplissement du coït, peut, suivant la diversité des circonstances, acquérir une importance judiciaire différente. Le devoir du médecin légiste consistera toujours à examiner si l'état des organes est tel qu'il permette de supposer l'acte du coït accompli dans telle ou telle circonstance, et à une époque donnée, ou qu'il le prouve de toute évidence.

»Les modifications survenues chez l'homme après la copulation sont si peu durables, qu'on n'a pas l'habitude de s'en occuper dans les recherches de médecine légale. La présence des spermatozoïdes dans le canal de l'urèthre qui peut, dans des circonstances favorables, y être constatée même plusieurs heures après le coït, est en effet la seule preuve qui serve éventuellement. Mais cette preuve, si fugace par elle-même, puisque la première urine évacuée après le coït enlève les restes de sperme, devient peu concluante, car on sait que

____

(1) *Handbuch der Gerichtlichen Medicin*, 1857, p. 285.

l'éjaculation survient quelquefois spontanément chez des individus bien portants pendant leur sommeil, et peut avoir lieu à toute heure chez des individus dont les organes sexuels sont affaiblis et excités. Ce n'est que dans le cas où l'impossibilité de ces deux circonstances est démontrée que la présence des spermatozoïdes dans l'urèthre ou dans l'urine évacuée devient un signe de coït accompli depuis peu de temps. Le médecin légiste s'assure de la présence du sperme en examinant au microscope soit l'urine du prévenu, soit le mucus du canal de l'urèthre qu'il se sera procuré par l'introduction dans cette partie d'un pinceau très fin ou d'une sonde creuse; mais la non-existence des spermatozoïdes dans ces matières examinées ne devient signe de non-accomplissement du coït que lorsqu'on peut s'assurer que, depuis le moment où cet acte a dû s'accomplir, le canal de l'urèthre n'a pas été nettoyé soit par l'urine, soit par des injections..»

Certainement, sans prendre au pied de la lettre, en toute circonstance, les précautions un peu germaniques du paragraphe précédent, il est constant que quelquefois, si l'examen du prévenu pouvait être fait en temps utile, il y aurait intérêt pour la recherche de la vérité, à suivre les instructions du docteur Krahmer, instructions auxquelles, en France, on ne songe peut-être pas assez souvent.

Quelquefois la commission rogatoire impose l'obligation d'examiner des linges qui ont été souillés, des chemises par exemple, et de diré la nature des taches qu'on y remarque. Ceci constitue en quelque sorte une mission d'un nouveau genre, et il importe, je crois, d'y insister quelque peu. A Paris et dans les grands centres de population, il est des médecins qui se vouent plus particulièrement à la médecine légale. Ces experts embrassent avec la même habileté toutes les parties de cette vaste carrière; la chimie légale est aussi bien de leur domaine que la médecine proprement dite, mais cela ne saurait s'appliquer qu'à des exceptions brillantes. Ce sont

toujours les localités obscures qu'il faut considérer. Or, dans
les juridictions de la province, il arrive très rarement, s'il arrive quelquefois, que des médecins consacrent tout leur temps
à la médecine légale. Les experts médicaux subordonnent aux
magistrats qui les commettent, les résultats de leur habileté et
de leur expérience professionnelle, mais ils restent médecins
praticiens avant tout, et ne font de l'expertise médico-légale
que l'exception de leur pratique de tous les jours. Il est impossible de montrer, pour toutes les parties de la science, une
même aptitude, et d'être habile chimiste en même temps
qu'excellent chirurgien. Les problèmes chimiques que soulè-
vent les questions d'empoisonnement sont quelquefois d'une
très grande délicatesse scientifique et réclament des experts
qui ont besoin d'une grande habileté d'analyse. Or je crois,
pour ma part, que le médecin ne saurait se renfermer trop
scrupuleusement dans le cercle de ses connaissances, et qu'il
doit décliner tout avis à exprimer s'il ne peut s'appuyer sur
des bases suffisamment solides. Il doit donc, s'il ne sent pas
en soi la compétence nécessaire, refuser toute intervention
active dans des opérations chimiques, auxquelles il ne saurait
procéder personnellement. La situation est différente lorsqu'il
s'adjoint à des chimistes qui, assumant toute la responsabilité
spéciale, font appel à sa compétence, spéciale également à un
autre point de vue, pour se prononcer sur l'effet possible de
telle ou telle substance, une fois qu'elle est révélée par les recherches. Cependant bien qu'on ne puisse demander à un praticien ordinaire de se livrer aux opérations de la chirurgie la
plus délicate, on a rationnellement le droit d'exiger de lui
les opérations urgentes, celles de tous les jours pour ainsi
dire. Il en est de même pour la médecine légale, si l'expert a
le droit et peut-être le devoir de se dégager des grandes délicatesses de la chimie légale, il ne saurait honorablement se
soustraire à la chimie légale usuelle en quelque sorte ; par
exemple, à l'examen des taches de rouille, de sang, de sperme,

de flueurs blanches, d'urine, en un mot, des taches produites
par des résultats de sécrétions qu'il a, · dans le cours de
ses occupations, besoin d'examiner à toute heure du jour.
Il a, en effet, ou doit avoir l'habitude d'apprécier l'action
des liquides physiologiques sur les tissus. De même qu'il
saura faire remonter les colorations bleues de [sueurs données à certaines conditions physiologiques ou pathologi-
ques, de même il saura se rendre compte des traces laissées
sur le linge par les liquides physiologiques, sang, pus, écoulements leucorrhéiques, sperme, etc. Il est évident qu'il ne
s'agit pas ici de ces circonstances exceptionnelles où la constatation du sang lui-même est un problème difficile, j'entends
la généralité des cas. L'homme de l'art, du reste, au moins
dans une certaine mesure, doit être assez familier avec le
maniement du microscope pour lui emprunter ses ressources
et ses résultats. La plupart du temps donc, bien que pouvant
en tout honneur récuser d'ordinaire ce qui appartient au
chimiste, dans les questions d'attentats aux mœurs, l'expert
médical devra se prononcer en connaissance de cause sur
la qualité des taches qu'il observera sur les linges de la
victime ou du coupable. Il faut, en effet, des circonstances toutes particulières pour que, dans les cas de cette
criminalité, la justice recoure aux experts purement chimistes. Aussi, le médecin doit-il se tenir toujours prêt et se
créer une compétence avérée pour remplir convenablement
cette partie de son mandat.

En résumé donc, la commission rogatoire une fois reçue,
l'expert ne saurait l'étudier avec trop de soin pour s'en bien
pénétrer, se l'approprier pour ainsi dire. Cette commission
bien scrutée sous toutes ses faces, bien comprise, deviendra
la boussole qui lui permettra de marcher, en toute conscience,
droit à la vérité.

III. — *En ce qui concerne les attentats aux mœurs, les questions préalables adressées à la victime par l'homme de l'art sont, le plus ordinairement, non-seulement inutiles, mais encore dangereuses pour la manifestation de la vérité.*

La commission rogatoire est acceptée, le médecin se transporte près de la victime. Suivant une ancienne loi anglaise(1) la femme était obligée de déposer sa plainte immédiatement après la perpétration du crime, *dum recens fuerit maleficium*. Plus tard, on lui accorda quarante jours comme dernière limite; aujourd'hui les lois d'Angleterre n'admettent pas de prescription pour la plainte. Cependant, quoiqu'il n'y ait plus de limite fixée par la loi, l'opinion publique exige une enquête aussi immédiate que possible, et une plaignante qui a retardé sa plainte pendant un période de temps déraisonnable, est entendue avec grande réserve par le jury.

Ceci est parfaitement juste et raisonnable, et, quoique la loi française ne se préoccupe pas de l'époque de la plainte, mais de la nature et de la qualité du délit ou du crime, il est évident, en ce qui concerne l'expertise médicale, que la plainte a d'autant plus de valeur, qu'elle est plus rapprochée de l'instant de l'acte criminel.

La première chose à faire pour l'expert, dit le professeur Taylor (2), est de noter l'heure exacte où il est appelé, saisissant la première occasion venue de comparer sa montre avec quelque horloge du voisinage ; cela peut paraître, ajoutet-il, de très mince utilité, puéril et tout à fait en dehors des exigences de la profession médicale; mais on doit observer que l'époque à laquelle un médecin est envoyé pour examiner la victime peut constituer un côté très sérieux

(1) *Cyclopœdia of practical medicine*, Rape, T. E. Beatty.
(2) *Loc. cit.*, p. 630.

de l'enquête consécutive. Cela sera de la plus haute importance pour le prévenu, s'il peut être prouvé que la femme ne s'est pas plainte aussitôt que possible; cela peut aussi d'autre part donner les moyens de détruire un alibi faussement invoqué par le prévenu pour sa défense.

Sans y reconnaître peut-être la même gravité que M. Taylor, je suis disposé à admettre comme excellente la précaution de préciser l'heure de la visite; mais une précaution meilleure encore assurément, sera de procéder à l'examen réclamé aussitôt que faire se pourra, et, comme y insistent la plupart des auteurs français, de se présenter si cela est possible à l'heure où l'on a plus de chance d'être moins attendu. Les traces des lésions, souvent bien fugitives, seront mieux constatées et d'autant plus probantes. Je suis très fort d'avis qu'il ne faut rien négliger de ce qui peut assurer les résultats de l'investigation à laquelle on procède, mais l'examen ne devra-t-il jamais, comme le dit M. Tardieu (1), avoir lieu au moment de l'époque menstruelle, ou, si cela a dû être fait pendant cette période, faudra-t-il forcément renouveler la visite dans un temps plus favorable? Je pense que plus l'examen sera rapproché du moment des violences, et plus il pourra fournir de résultats. Certes, l'exploration pendant l'époque menstruelle sera plus difficile et pourrait donner des résultats mensongers si l'on n'y prenait suffisamment garde, mais un expert habitué aux missions de la justice saura bien constater si les lambeaux de l'hymen sont ensanglantés par exsudation *loco proprio*, ou par une sorte de contamination et d'imbibition provenant du sang qui s'échappe des cavités sexuelles.

L'époque menstruelle, d'ailleurs, ne saurait, en quoi que ce soit, masquer les ecchymoses, les traces de violence qu'on peut découvrir à la suite des attentats aux mœurs, et il est de

____

(1) *Loc. cit.*, p. 17.

3

la dernière utilité, tant ces lésions peuvent être légères et
fugitives, de les saisir et de les constater le plus tôt possible.
Bien entendu que l'expert tiendra un compte suffisant de
l'état congestionné des parties sexuelles, et n'attribuera pas à
une cause traumatique quelconque ce qui appartient à leur
état physique.

Quant à revenir à un second examen, l'expert ne doit le
faire, à mon sens, que quand il y est absolument forcé par
sa conscience qui lui fait regarder comme incomplets les résultats de sa première investigation, ou par le mandat du
magistrat instructeur qui juge à propos de compléter la mission qu'il a donnée, en imposant à l'expert une exploration
nouvelle.

Si on considérait comme indispensable l'examen des organes
sexuels d'une jeune fille, pendant l'époque menstruelle, il conviendrait dans des circonstances qu'il est facile d'imaginer sans
avoir à les préciser ici, d'entrer dans quelques détails sur la
nature du sang recueilli et on ne saurait mieux faire pour
cela, que mettre à profit l'intéressant travail de M. le docteur Ch. Robin (1), sur la comparaison médico-légale des
taches de sang menstruel et des autres espèces de taches de
sang. Il n'est sans doute pas nécessaire d'ajouter qu'on ne
saurait trop dans les conclusions à ce sujet, en la circonstance
indiquée, redoubler de sévérité et de rigueur pour le choix
des termes destinés à exprimer une affirmation.

Bref, l'expert est en présence de la victime. Ici quelques
jurisconsultes et médecins légistes se demandent tout d'abord
si les constatations physiques sont prescrites par la loi. On
pourrait peut-être se contenter de répondre qu'elles sont
prescrites par les interprètes et les fondés de pouvoirs de la
loi, et que c'est alors une affaire qui ne regarde plus l'expert
et demeure tout entière à régler en famille entre la loi et ses

____

(1) *Ann. d'hyg. et de méd. légale*, octobre 1858, p. 421.

mandataires ; mais examinons de plus près cette question: MM. Briand et Chaudé (1) rapportent que même dans l'ancienne juridiction, l'avocat général Séguier s'est élevé contre le scandale de cette inquisition intolérable à laquelle peuvent se trouver exposées les filles les plus vertueuses et qui laisse toujours imprimée sur elles une prévention ineffaçable (16 décembre 1761). Plus loin on lit que M. le docteur Gendrin a montré que le Code d'instruction criminelle ne parle nullement (même implicitement) de recherches à faire sur le corps des plaignantes ou accusées; ce silence de la loi, ajoutent MM. Briand et Chaudé, alors qu'elle indique la manière de procéder aux informations judiciaires, est une grave présomption qu'elle n'a pas regardé comme licites les visites corporelles.

J'avoue que l'argumentation ne me paraît pas suffisamment probante: de ce que la loi ne parle pas de ces constatations, il ne s'ensuit pas qu'elle les proscrive. Il est certainement plus d'une lacune dans la loi, tant bien édictée soit-elle. Ensuite, il est parfaitement évident que le silence de la loi ne saurait prouver qu'une chose tout au plus, à savoir qu'elle n'entend armer aucune autorité d'un pouvoir quelconque pour forcer une fille ou femme, dont on a abusé, à laisser procéder sur elle-même à une visite exploratrice. Qu'une femme s'oppose irrévocablement à l'accomplissement du mandat de l'expert, l'expert se retirera. Le juge d'instruction lui-même très probablement au moins, retirera son action devant le refus catégorique et explicite de la victime, de laisser accomplir sur elle-même ce qu'elle regarderait comme un nouvel attentat. Mais il est évident que cette visite, en tant qu'elle est le véritable point de départ de la répression du crime, est dans le vœu de la loi. Le plus souvent d'ailleurs la victime par elle-même ou ses conseils, a intérêt d'honneur ou de profit à

____

(1) *Manuel de médecine légale*, 6ᵉ édit., Paris, 1858, p. 71.

exercer contre le coupable une action judiciaire ; or l'expert,
une fois admis, par le consentement de la personne intéressée,
à la possibilité d'accomplir son mandat, le fera en toute liberté de conscience. Qu'il lui suffise de n'oublier jamais que,
bien que revêtu en quelque sorte d'un caractère officiel, bien
que le délégué immédiat de l'autorité judiciaire, il ne doit
pas, sous quelque prétexte que ce soit, en telle circonstance
que cela puisse être, imposer violemment, quand même, son
action ; sans rappeler les malheurs qu'a entraînés l'accomplissement forcé de missions mal comprises, il va de soi
que la violence ne saurait être le fait du médecin. Donc,
quand il se heurte à une résistance énergique, partant peu
disposée à se laisser réduire, le seul parti à prendre, comme
je l'ai déjà dit plus haut, est de se retirer, déférant au magistrat instructeur la suite de la conduite à tenir ; rarement
cependant la résistance est organisée de façon à ce que
l'adresse et la persuasion ne puissent en avoir raison.

Pour couper court à toutes les fins de non-recevoir qu'on
peut lui opposer, ce que l'expert a de mieux à faire, est de
lire aux intéressés la partie de la commission qui établit son
titre et trace sa mission ; pour ma part, je n'y manque jamais
et m'en suis constamment bien trouvé. En effet, le caractère
du magistrat qui délègue un droit et impose un devoir, impres-
sionne toujours les esprits même les plus récalcitrants, rend
toute explication ultérieure superflue et sauvegarde d'autant
mieux la dignité médicale.

Ici se rencontre une difficulté de la plus grand importance et j'ai le désir de m'y arrêter un instant :

Dans toutes les affaires médico-légales, la commission rogatoire contient plus ou moins l'historique et les commémoratifs du crime. Le plus souvent, sous quelques réserves, le
magistrat instructeur fait connaître à l'expert tous les renseignements dont il a pu s'entourer ; avant d'entrer dans le
fond du problème et pour y pénétrer d'ailleurs plus sûrement,

l'expert lui-même cherche à rassembler tous les matériaux
de l'appréciation qu'il doit porter et il n'épargne aucune
investigation. Si la victime survit au crime qui l'a frappée, il
n'est sorte de questions que l'homme de l'art ne lui pose;
voilà pour la généralité des cas. En doit-il être de même en
ce qui concerne les attentats aux mœurs? Y a-t-il convenance,
utilité, avantage à adresser des questions à la victime ou à
ceux qui l'entourent, si cette dernière n'est pas en état de
répondre elle-même, et cela avant de se livrer aux explorations qui sont le côté difficile et capital de l'expertise ? N'y
a-t-il pas au contraire inconvénient, danger même, pour la
mise en lumière de la vérité? Ce point est certainement un
doute pour les meilleurs esprits, puisqu'il est quelque peu
controversé par les divers écrivains qui traitent de la matière;
je dis quelque peu, parce que le plus ordinairement on est
d'avis de l'utilité de ces questions. Je ne crains pas de dire
que la proposition a une importance de premier ordre, puisque, comme j'ai été à même de le constater expérimentale-
ment plusieurs fois, elle est appréciée contradictoirement
même par les présidents de Cours d'assises qui me semblaient
naturellement juges suprêmes en pareille circonstance. Dans
les nombreuses affaires d'attentats aux mœurs qui m'ont fait
appeler devant les assises, j'ai été blâmé, tantôt pour avoir
adressé aux victimes des questions toutes médicales, bien
entendu, et blâmé tantôt pour m'en être abstenu. Peut-être
de ces blâmes contradictoires, m'est-il resté tout au moins le
droit d'examiner et de discuter le pour et le contre.

Soit, il y a utilité à connaître jusqu'aux moindres circonstances de la cause dans laquelle on est appelé à porter un jugement. Mieux on les connaîtra, et plus rigoureuse sera l'appréciation. Mais quelle laborieuse enquête! Après mûr
examen avec moi-même, m'appuyant sur les faits de ma pratique, je prétends, et c'est devenu en pareille situation la base
de ma conduite habituelle, que l'expert doit, le plus généra-

lement, sinon toujours, s'abstenir de questions préalables; se
borner à constater seulement le fait brut, matériel, et à déduire rigoureusement de cette constatation, ses conséquences
naturelles. Qu'un médecin croie devoir poser son question-
naire, indépendamment du malaise qu'il éprouve à se voir
forcé d'enseigner le plus souvent à un enfant ce qu'il a hor-
reur de lui apprendre, il changera insensiblement de rôle,
sans même s'en apercevoir. Il était médecin tout à l'heure,
il se fera bientôt juge d'instruction. Rester l'un ou devenir
l'autre, constitue un dilemme auquel il ne saurait échapper. Or, il n'a ni les connaissances spéciales, ni l'aptitude
peut-être, ni l'habitude nécessaires pour la qualité qu'il
usurpe. Il était sans doute bon médecin tout à l'heure, actuellement il est très probablement mauvais juge d'instruction. Il n'y a pas de limites, d'ailleurs, aux questions préliminaires; qui dira où elles pourront commencer et devront
finir? qui circonscrira l'interrogatoire? qui séparera ce qui
revient à la médecine de ce qui appartient à l'instruction? Si
l'enfant, victime réelle ou prétendue, récite avec intelligence
une leçon qu'on lui aura habilement enseignée, le médecin
pourra-t-il la questionner assez souvent pour la faire tomber
en contradictions palpables et démêler ainsi la vérité de l'erreur?

Que tous les experts s'interrogent, et ils reconnaîtront que
souvent, mis en face d'un enfant qui n'ose parler, et ne répond d'abord que par des mots entre-coupés, inintelligibles,
ils ont dû l'interroger directement, et lui dire, en se servant
d'ailleurs des renseignements de la cause : Un tel ne t'a-t-il
pas fait ceci ou cela, s'y prenant de telle ou telle manière?
Et je ne veux pas parler ici des questions faites avec imprudence ou inintelligence, j'entends les questions convenablement posées, et je prétends encore une fois que, dans le cas
particulier, même les mieux posées sont encore dangereuses.
Je suis profondément convaincu que, dans nombre de circon-

stances, c'est à la suite seulement des questions incessamment
réitérées que ces rougeurs qui se trouvent si souvent aux parties
génitales des enfants malpropres, sont devenues dans le
rapport des rougeurs accusatrices, faux indices des violences
commises. Ne perdons pas de vue que l'expert, en tant que
médecin légiste, n'a pas toujours une suffisante expérience.
Or, c'est celui-là surtout qui, par un interrogatoire imprudemment
dirigé, se laissera fatalement conduire sur le terrain
glissant de l'idée préconçue.

De plus, si le médecin recueille des renseignements en dehors,
à mon sens, de la tâche pratique qui lui appartient; s'il
commente les commémoratifs qu'on lui fournit avec empressement,
avec passion peut-être, au jour de l'audience, il aura
perdu ce caractère impartial d'expert qui doit rester indélébile
en lui pour revêtir le personnage de témoin qu'on persiste
improprement à lui donner et qui ne saurait pourtant,
en quoi que ce soit, être le sien ; qu'il garde surtout bon souvenir
de l'adage : *Medici non sunt proprie testes, sed est magis
judicium quam testimonium.*

L'idée préconçue, voilà l'épouvantail du médecin légiste ;
or, dans les cas d'attentats aux mœurs, rien qu'après les réponses
aux questions, il est difficile de s'en défendre. Lors
donc qu'il examinera le fond matériel en lui-même, il n'aura
plus pour cet examen la même indépendance d'esprit ni la
même sécurité d'intelligence. A un président de Cour d'assises
qui, dans une affaire de tentative de viol, me demandait
si j'avais adréssé des questions à la victime, je crus devoir
répondre que je m'en abstenais le plus ordinairement, me renfermant
exactement dans le cercle de constatation qui m'était
tracé par la commission rogatoire. Il s'en étonna, me disant avec
une bonté, fort indulgente d'ailleurs, qu'en médecine légale
on devait procéder comme en médecine usuelle ; que, certes,
je ne prescrirais pas à un malade un traitement quelconque
sans avoir au préalable établi, par des questions convenable-

ment posées, toute la filiation des phénomènes morbides ;
qu'il fallait donc, procédant de même façon dans une affaire
criminelle, recueillir soigneusement tout ce qui pouvait, sur
les conclusions du rapport, répandre la lumière et la vérité.
En la cause, ne voulant pas éterniser une discussion qui,
de ma part, n'aurait pas été à sa place, je me bornai à répondre, qu'expert ordinairement honoré des missions du
tribunal, je devais être quelque peu embarrassé, puisqu'à
une session, dans des affaires analogues, tel président me
recommandait de faire des questions à la victime, tandis qu'à
la session suivante, tel autre président me le défendait. Si je
cite de si petits détails, c'est afin de montrer que, même pour
les esprits les plus élevés, la jurisprudence est loin d'être
fixée sur ces difficultés.

Si, du reste, j'avais voulu réfuter l'objection tirée de la pratique ordinaire de la médecine, j'aurais posé en principe,
qu'elle manquait de justesse et d'exactitude. Les questions
que l'on adresse à un malade conduisent non-seulement à
établir un diagnostic, mais encore à choisir une thérapeutique. Le malade est donc intéressé à faire une réponse exacte
et raisonnable, d'où puisse sortir pour lui un avantage quelconque; alors qu'il répond mal, il sent pourtant qu'il y aurait
utilité, nécessité même de répondre correctement. Mais en
matière criminelle, les questions que l'on fait, provoquent
souvent des réponses intéressées au mensonge et menant à
l'erreur. Un cadavre est donné, atteint de blessures qui ont
probablement occasionné la mort, en l'absence de tout ren-
seignement, sur la seule inspection des lésions, le médecin
légiste trouvera le plus généralement dans leur nature l'explication des causes déterminantes.

Il doit en être de même selon moi, pour des lésions sexuelles
et *perinde ac cadaver* me paraît dans l'espèce un axiome applicable. La seule inspection matérielle suffira presque toujours
pour décider les conclusions. Après la constatation pure et

simple de la lésion locale, le minutieux examen des conditions qui en dépendent, le médecin légiste, à cette lésion,
sera en état d'assigner en son âme et conscience l'origine et
les causes possibles, les discutera dans ses conclusions et ce
sera alors au magistrat qui aura rassemblé les lumières de
l'instruction, d'appliquer aux assertions médicales leur valeur
relative et leur véritable portée.

Dans mes premiers rapports, je me conformais à l'usage,
et c'est après en avoir constaté les abus, que j'y ai complète-
ment renoncé, faisant au besoin l'exception que commande-
raient les circonstances. Pour mieux expliquer ma pensée,
je vais citer quelques observations à l'appui. Dans ces observations, je crois utile et convenable, sous toute espèce de
rapports, de ne citer que les initiales des noms du prévenu
et de la victime ; l'enfant de six à sept ans, devenant plus
tard la femme de vingt-cinq, il est superflu, sinon nuisible,
que son nom reste acquis aux fastes judiciaires.

Obs. I. — Je soussigné, docteur en médecine, sur la réquisition en
date du 23 septembre 1848, à moi faite, par M. Frédéric Lagrenée
juge d'instruction au tribunal de première instance de Versailles, à
l'effet d'examiner la jeune A. F., et de vérifier si cette enfant a été
victime *d'actes de libertinage, de viol ou de tentative de viol*, commis
sur sa personne, et de plus, de constater la nature des taches que
porte cette enfant sur sa chemise, suis arrivé aux conclusions qui
terminent ce rapport après avoir recueilli les renseignements suivants et m'être livré à un examen scrupuleux des parties génitales.
Le 22 septembre 1848, la femme F., demeurant à Viroflay, place
de l'Église, en faisant son lit, à deux heures de la journée, aperçut à
la place de son enfant, âgée de huit ans, qu'elle fait coucher avec
elle, des taches jaune-verdâtre qui lui parurent des taches spermatiques. Elle interrogea immédiatement l'enfant qui, après bien des
difficultés, lui avoua qu'un de leurs voisins habitant sur le même pa-
lier, de taille moyenne et âgé de quarante-quatre ans environ, venait
tous les matins la trouver pendant qu'elle était encore au lit, et jouer
avec elle, que cet homme faisait ce manège depuis six mois à peu près ;
que le mardi précédent, il était resté avec elle plus longtemps que
d'habitude, s'était tenu couché sur elle une heure environ et que les
taches qui se remarquaient tant sur sa chemise que sur le drap du

lit, existaient depuis ce mardi matin ; cet homme la menaçant de la
frapper, elle n'avait pas osé avertir sa mère.

Le 23 septembre, la femme F. m'amena sa fille et en examinant
les parties génitales, je vis que l'enfant tenue dans un état de malpropreté évidente, était atteinte d'un écoulement dont je dus m'effor-
cer de chercher l'origine. Les deux grandes lèvres étaient aggluti-
nées par un liquide jaunâtre, épais, qui avait déterminé de vives
rougeurs à la partie supérieure et interne des cuisses ; les grandes
lèvres étant écartées, je pus distinguer une rougeur assez vive et
uniforme sur le clitoris, le méat urinaire et l'orifice du vagin, rougeur
suite d'une irritation déjà ancienne et permanente plutôt que le résultat de manœuvres récentes et brutales. L'enfant dit uriner sans
douleur, la chemise est tachée dans tous les sens. Interrogée si ces
taches proviennent du moment où cet homme était couché sur elle,
elle répond d'abord oui, mais bientôt après, elle avoue que ses chemises sont ainsi tachées depuis six mois environ ; elle va même jusqu'à dire qu'il y a déjà un ou deux ans, qu'elle aurait aperçu de
pareilles taches sur sa chemise.

Ces taches sont d'un jaune verdâtre, d'une odeur fade et nauséa-
bonde, donnant une certaine roideur au linge, mais non la roideur
empesée du linge sali par des taches spermatiques. Elles sont peu
étendues et très nombreuses sur toute la surface de la chemise, en
avant, en arrière et sur les côtés du corps.

La mère me disant que de larges taches prétendues spermatiques se trouvaient sur le drap, je dus le faire mettre de côté ainsi
que la chemise, afin de les examiner comparativement l'un et l'autre.
Le 25 septembre, je me suis transporté à Viroflay au domicile de
cette femme ; à mon arrivée, elle me dit tout d'abord que sur le nouveau drap qui avait remplacé celui dont elle m'avait parlé, il se trouvait de nouvelles taches en tout semblables aux premières et qu'ainsi
elle pensait maintenant que les premières n'étaient pas spermatiques,
mais bien le résultat d'un écoulement blanc de l'enfant.

Ces taches m'ont paru, en effet, de même nature que celles de
la chemise, c'est-à-dire provenant d'une leucorrhée. L'enfant interrogée de nouveau, nous donna à peu près les mêmes détails que précédemment, avec cette variante toutefois que cet homme ne se serait
plus mis sur elle dans le lit, mais bien l'aurait prise sur ses genoux.

En ce moment donc l'enfant est atteinte d'une leucorrhée ; la vulve
est rouge, enflammée, l'orifice vaginal cependant ne paraît pas avoir
été sensiblement contus ou froissé ; les cuisses ne sont ni meurtries,
ni même contuses. La chemise et le drap portent des taches nombreuses et identiques.

En conséquence, j'estime que l'enfant a pu être victime d'actes
de libertinage, comme frottement plus ou moins réitéré du membre
viril sur la surface vulvaire. Toutefois l'intégrité des organes ne me

permet pas d'admettre qu'on puisse légitimement affirmer qu'il y
ait eu viol ou tentative de viol. Le frottement du membre viril aurait
pu déterminer l'écoulement blanc, et partant les rougeurs qui en
sont ou l'origine ou la conséquence. Je pense toutefois que la leucorrhée préexistait aux tentatives coupables, si tant est qu'elles aient
eu lieu. Les réponses de l'enfant, la misère où elle se trouve, la
grande malpropreté où elle paraît vivre, la fréquence des pertes et
écoulements chez les toutes jeunes filles dans de semblables circonstances m'autorisent à émettre cette opinion.

Quant aux taches sur la chemise, leur apparence jaune-verdâtre,
la souplesse, pour ainsi dire, qu'elles laissent au tissu, leur odeur
fade, me conduisent à la conviction qu'elles sont de nature leucor-
rhéique et non pas spermatique.

Je cite ce rapport tout entier, dans sa longueur inexpéri-
mentée, c'est un des premiers dont j'aie été chargé, non certes
pour la valeur et l'intérêt qu'il peut avoir, mais parce qu'il
me paraît amplement justifier les réflexions qui font l'objet
principal de ce chapitre. Tel qu'il est, il aurait pu inspirer les
réflexions suivantes de M. Tardieu, réflexions dont j'aurais
certainement fait sagement mon profit, si je les avais alors
connues : « Je crois pouvoir recommander comme un pré-
» cepte dont l'expérience m'a bien des fois démontré la jus-
» tesse, d'éviter de consigner dans son rapport les récits et
» déclarations que ne manquant jamais de faire à l'expert les
» parties intéressées. Le médecin qui n'a aucun moyen de vé-
» rifier la sincérité de ces allégations aura toujours une posi-
» tion beaucoup plus nette et plus assurée, s'il se contente
» d'exposer les faits matériels qu'il peut constater par lui-
» même. »

Certainement, autant que personne, je suis aujourd'hui convaincu de la justesse de ces réflexions et de l'utilité des conseils
qu'elles renferment. Reste à examiner maintenant si la meilleure manière de garder le silence sur les allégations dont on
est assailli, ne serait pas de ne point les laisser se produire. La
tendance naturelle, légitime même du médecin, puisque c'est
là pour lui une nécessité de tous les jours, est de faire des

questions, je le reconnais, mais. dans l'espèce, combien souvent sont dangereuses les réponses; dans celles de l'enfant que j'avais trop scrupuleusement rapportées, de quelle gravité sont les variantes ! Tout d'abord, la mère est là qui accuse, et l'enfant, tout au moins dans l'espoir de détourner sur autrui la colère qu'elle redoute pour elle-même, accuse de son côté à tort et à travers. Un homme vient la trouver au lit, reste couché avec elle une heure environ et il en résulte sur sa chemise d'enfant et sur le drap du lit, des taches caractéristiques qui n'existent que depuis. cette visite. Deux jours après, par suite de circonstances qui pouvaient ne point arriver, nouvel interrogatoire de l'enfant, et ces taches qui n'avaient, selon les assertions précédentes, que deux jours d'origine, sont reconnues pour exister avec la même apparence depuis longtemps déjà. De plus, le coupable serait d'abord resté une heure au lit couché avec l'enfant. Dans la seconde version, il n'est plus au lit du tout et a pris et tenu l'enfant sur ses genoux ; j'insiste peut-être trop sur ce fait qui n'a en soi aucune importance et qui en acquiert seulement, je le reconnais avec regret, par l'inexpérience de l'expert, deux mots qui jurent de se voir accolés. Il est facile d'entrer dans la voie des questions, il est. difficile, très difficile d'en sortir.

Le mode de procéder du rapport précédent m'inspire bientôt des doutes et de l'hésitation, ainsi qu'en témoignent les observations suivantes :

Obs. II. — Je soussigné, docteur en médecine, sur la réquisition de M. Frédéric Lagrenée, juge d'instruction au tribunal de première instance de Versailles, me suis transporté à Saint-Germain-en-Laye, le 24 avril 1849, à l'effet de visiter Mar.-Jos. D..., âgée de huit ans, et de dire si cette petite fille a été victime d'actes de coït et d'actes honteux commis sur sa personne par un homme de quarante ans environ, ces actes devant remonter déjà à plusieurs semaines.

Cette jeune enfant est d'une intelligence essentiellement précoce et d'une précision d'esprit également prématurée. Avant de procéder à l'examen des parties génitales, j'ai dû, avec toute la prudence que réclamait son âge, lui faire quelques questions. Entraînée à Paris chez une femme qui connaît sa famille, elle aurait été en butte à d'odieuses tentatives. Cette femme couchée dans un lit l'aurait forcée à se coucher sur elle, ventre sur ventre (ce sont les expressions de l'enfant), à l'étreindre par la ceinture. Dans cette position, sans se rendre compte exactement de ce qu'on lui faisait, elle aurait senti qu'un homme placé derrière elle ou par-dessus, lui faisait grand mal.

Il y a de cette histoire cinq à six semaines déjà. Aujourd'hui l'enfant qui depuis longtemps a reçu les soins d'une hygiène convenable et appropriée, ne présente rien de bien particulier. L'orifice vulvaire est rouge ; au pourtour de l'anneau fibreux de la membrane hymen, on remarque de la rougeur et des traces d'une inflammation légère, une sorte d'exsudation muqueuse peu abondante. Du reste les grandes lèvres, offrant l'aspect normal, sont en contact.

A l'orifice anal, on ne remarque aucune espèce de dilatation anormale ou même d'inflammation ; le linge n'est pas taché et je ne constate aucune trace d'affection syphilitique.

En résumé, dans l'état actuel des choses, et sous toute réserve de ce qui a pu exister, j'estime qu'il n'y a pas aujourd'hui trace de tentatives violentes ou effectuées d'actes de coït ni d'actes honteux contre nature, ni d'affection syphilitique. L'intégrité des organes me porte en outre à penser qu'en admettant que des actes impudiques aient été tentés sur cette enfant, ils ne l'ont pas été avec toute la violence dont ils seraient susceptibles.

Des symptômes aggravants s'étant développés donnèrent lieu à un second rapport.

Obs. III. — Je soussigné, etc., ai examiné de nouveau la jeune Jos. D..., à l'effet de dire si les parties sexuelles de cette enfant et son anus présentent quelque chose d'anormal, si notamment chez elle, on remarque quelques traces d'une affection syphilitique à son début.

La jeune Jos. D. . se plaint de douleurs vives et cuisantes aux parties génitales, d'embarras et quelquefois de difficultés extrêmes dans la marche. Ses plaintes sont en partie légitimes, car il y a sur toute la surface vulvaire des traces incontestables d'inflammation. Je dois même dire que cette inflammation, malgré les soins donnés par la mère de l'enfant, est plus intense que je ne l'avais constatée à un premier examen. Toutefois il y a seulement sur la région vulvaire de la rougeur, un peu de sécrétion mucoso-purulente et rien

absolument au pourtour de l'anus. Il est impossible de constater
trace quelconque d'une affection syphilitique à son début.

L'inflammation est plus vive que la première fois, et cela tient certainement à ce que l'enfant n'a pas reçu tous les soins convenables.
La thérapeutique indiquée très simple en pareil cas, a pu être suivie,
mais suivie incomplétement. Ainsi l'enfant a pu marcher, courir,
jouer, et les froissements qui ont résulté de ces différents exercices,
ont suffi pour entretenir l'inflammation. Il est certain qu'avec du repos, des émollients et une surveilllance aussi active qu'intelligente,
cette inflammation doit rapidement disparaître.

Il m'est donc impossible de voir là une affection syphilitique en
voie d'activité où même à son début.

L'impression qui résulte pour moi du danger des questions dans les affaires de ce genre est déjà si forte que, bien
qu'hésitant peut-être à n'en pas faire, je n'hésite déjà plus à
ne pas les consigner dans le rapport, ce qui est assurément
une mauvaise manœuvre, parce que, au jour de l'audience,
l'expert sera embarrassé de renseignements qu'il possède,
vrais ou erronés, sans savoir comment en disposer dans l'intérêt de la vérité.

Obs. IV. — Je soussigné docteur en médecine, sur la réquisition
de M. Frédéric Lagrenée, juge d'instruction au tribunal de première
instance de Versailles, me suis transporté, le 25 mai 1849 à neuf
heures du matin au domicile du sieur L...: commune de Claye, à
l'effet de visiter la jeune A. L..., âgée de treize ans et demi, et de
dire si cette fille pouvait avoir été victime d'un viol commis sur sa
personne, le 17 mai présent mois ; si cette fille porte les traces
d'une défloration plus ou moins récente, si elle porte enfin sur les
cuisses ou sur le ventre des traces de violence ou des excoriations
à la peau.

La jeune A. L..., âgée de près de quatorze ans, d'un tempérament
lymphatique, n'étant pas encore réglée, et n'ayant jamais eu d'écoulement blanc, dit avoir été en butte, le 17 mai, à d'odieuses tentatives.

Après avoir constaté que l'état général de la santé est très satis-
faisant, j'ai, en présence de sa mère, fait coucher cette jeune fille
sur le bord d'un lit, pour examiner les organes de la génération.
Les grandes lèvres non tuméfiées présentent à la face interne un
peu de rougeur, due évidemment à une agglomération de mucus
sébacé plus ou moins concret, résultant du défaut d'entretien con-

venable. À la surface des petites lèvres, on remarque des rougeurs de même nature. En écartant légèrement les petites lèvres, j'ai pu constater la présence irrécusable de la membrane hymen, pourvue d'un orifice central assez considérable pour laisser facilement pénétrer l'extrémité du petit doigt. Cette membrane chez la jeune L..., bien loin de présenter la rigidité dont elle est susceptible, offre au contraire une sorte de laxité, comme si on avait souvent fatigué sa résistance. C'est un fait anatomique seulement que je constate, que je cherche à décrire avec exactitude, mais dont je ne veux tirer aucune conclusion.

Chez cette jeune fille, la peau remarquablement fine et blanche conserverait facilement des traces de violence ; sur le ventre et les cuisses, on n'en remarque aucune. D'ailleurs, A. L... se plaint surtout d'avoir eu les bras tordus. Je n'ai pu toutefois constater les traces de cette violence, ce qui peut tenir, soit au peu d'énergie des efforts employés pour les produire, soit au temps écoulé depuis le 17 mai, soit à la finesse de la peau moins grande en cette région, plus souvent que d'autres exposée à l'air et au soleil.

J'ai dû me faire représenter la chemise du 17 mai. C'est une forte chemise en toile neuve, peu souple par conséquent; on n'y découvre aucune espèce de tache caractéristique, il y a seulement au bas de la face postérieure de cette chemise des taches peu prononcées brunâtres, résultant d'un flux diarrhéique.

En conséquence, et sous toute réserve de ce qui a pu être commis d'odieux contre la jeune A. L..., j'estime qu'un acte de viol n'a pas été accompli sur elle, qu'elle ne présente pas les traces d'une défloration plus ou moins récente et qu'elle ne porte à la peau aucune trace d'excoriations ou de violence.

D'après les réponses aux questions qui avaient précédé l'examen, j'indique que la fille L.. se plaint surtout d'avoir eu les bras tordus. A mon point de vue actuel, cela est inutile à dire, il suffisait de ne constater aucune trace de violence sur la peau. Si les traces de violence avaient existé, le devoir de l'expert était de les mentionner, rapportant exactement leur apparence, mentionnant scrupuleusement l'origine et la cause possibles, exposant dans quelles conditions de telles violences peuvent se produire, si elles peuvent être le résultat d'une tension des membres, de coups donnés avec des mains brutales ou assénés avec un instrument quelconque. C'est ensuite au magistrat chargé de l'instruction, s'aidant du rapport du médecin et des réponses de l'interrogatoire, qu'il convient de déduire les conséquences des constatations faites et de préciser les relations de cause à effet.

Je ne saurais prétendre qu'il faille absolument et quand même, dans tous les cas et à tout jamais, s'abstenir de questions ; elles doivent intervenir, suivant les idées que j'ai émises précédemment à l'occasion de la commission rogatoire, lorsqu'elles sont en quelque sorte prescrites, imposées par la commission rogatoire elle-même; pour confirmer ce que je veux dire, je citerai les observations suivantes :

Obs. V. — Je soussigné, docteur en médecine, sur les réquisitions de M. le juge d'instruction au tribunal de première instance, ai procédé à l'examen de deux jeunes filles, Jos. B... et Car. M..., le 8 juillet 1853, à l'effet de vérifier l'état des parties sexuelles, de constater non-seulement si ces jeunes filles sont déflorées, mais encore si elles ont l'habitude d'un libertinage précoce avec des hommes, de dire quelle est leur organisation, et si, par des plaisirs solitaires ou avec des petits garçons, elles ne seraient par disposées à recevoir des hommes faits. D'un autre côté, si les filles Jos... et Car... qui ne paraissent pas formées et qui ne le sont pas, d'après elles, peuvent éprouver quelque plaisir dans l'action vénérienne, ou, au contraire, ne souffrent cette action que par obéissance ou plutôt comme on l'a dit, que par amour précoce pour le libertinage.

Jos. B... est âgée de treize ans et demi, d'après son dire que les apparences justifient, elle n'est pas encore réglée; elle est d'une stature assez petite, d'une constitution grêle et appauvrie, les parties sexuelles présentent l'aspect ordinaire des rougeurs inflammatoires qui résultent de la malpropreté ; aucun des organes, comme clitoris et grandes lèvres, dont le développement anormal trahit généralement l'usage ou plutôt l'abus de plaisirs solitaires, n'offre rien à signaler. Toutefois la membrane hymen est non-seulement fatiguée de toute évidence, mais encore elle est rompue à sa partie supérieure.

Incontestablement, la jeune Jos. B... est déflorée ; incontestablement aussi cette défloration n'est pas le résultat immédiat de violences très récentes, mais bien la conséquence de violences graduelles et plus ou moins souvent répétées. En un mot, cette jeune fille a dû souvent se soumettre ou être soumise à des tentatives coupables. Sa constitution qui paraît arrêtée, pour ainsi dire, dans son développement, ne semble pas la prédisposer irrésistiblement aux excès véné-

riens. Si elle a l'habitude du libertinage, elle la doit plus à une sorte
d'éducation tristement appropriée, qu'aux exigences de son organisation. La précision de ses réponses, le peu d'embarras qu'elle éprouve
à les faire, l'intelligence toute spéciale qui semble avoir résulté pour
elle de tout ce qu'elle a accepté ou subi, toutes ces conditions réunies,
semblent la faire plus vieille que son âge et indiquent, à mon sens
au moins, qu'elle a maintenant une assez triste expérience des relations sexuelles. Il est difficile de dire positivement si elle y trouve
quelque plaisir, les questions qu'il aurait fallu faire pour éclaircir ce
point m'ont paru si épineuses et si délicates en face d'une enfant de
treize ans et demi que j'avoue n'y avoir que bien faiblement insisté.
Je crois cependant que si des relations sexuelles complètes devaient
exister entre elle et un homme fait, par exemple, la disproportion
des organes lui ferait éprouver en cette occasion plus de peine que
de plaisir.

La jeune Car. M... a quinze ans, elle dit également n'être pas réglée, elle est d'une constitution molle et lymphatique, et a les gan-
glions cervicaux légèrement engorgés. Les parties sexuelles ne présentent rien de caractéristique. La membrane hymen n'est pas rompue ; elle est manifestement distendue, ce qui indique que cette jeune
fille a pu s'exposer ou être exposée à des tentatives coupables, mais
que cependant il n'en est pas résulté la défloration légale. Les résultats de mon examen étant donc, en ce qui concerne la jeune Car.
à peu près négatifs, je ne crois pas devoir insister pour elle sur les
questions que j'ai dû essayer de résoudre à l'occasion de la jeune
Jos. B...

En résumé donc, pour ce qui concerne Car. M..., j'estime qu'elle
a pu être exposée à des attentats à la pudeur, mais qu'il ne
s'en est pas suivi de défloration. Il est difficile d'affirmer qu'elle
n'ait pas des habitudes de libertinage. Cependant dans l'examen que
j'ai fait de ses parties sexuelles, rien ne m'autorise à conclure rigoureusement qu'il en soit ainsi. En ce qui concerne Jos. B..., il est incontestable qu'elle est déflorée et cela depuis assez longtemps peut-
être. Il est plus que probable qu'elle a des habitudes de libertinage ;
ses réponses, son assurance et l'état des parties sexuelles l'indiquent
assez, cependant rien ne me permet d'affirmer qu'elle ait abusé ou
usé des plaisirs solitaires.

Il est évident que, dans cette circonstance, la partie non
moins délicate qu'impérieuse de la commission rogatoire con-
sistait à questionner ces jeunes filles. Il n'y avait pas là seulement l'appréciation isolée de lésions matérielles, il y avait
de plus à faire une sorte d'instruction morale. C'était, sinon

complétement, au moins pour partie, comme s'il avait fallu faire une enquête médicale pour décider du plus ou du moins d'intégrité des facultés intellectuelles. Dans ce cas donc, quand la mission en est en quelque sorte officiellement donnée, ce serait déserter son devoir que de ne pas faire de questions dans une certaine mesure et dans un ordre spécial. On pourra, du reste, s'en rapporter à l'homme de l'art pour les faire avec discrétion et réserve. A cet effet, il puisera dans les habitudes, non moins que dans les exigences de sa discrète profession, le tact et la retenue nécessaires.

Ainsi donc, pour me résumer sur cette immense difficulté du mandat médico-légal, je dirai que très rarement, toujours en ce qui touche aux attentats aux mœurs, il y a intérêt pour la manifestation de la vérité à ce que le médecin fasse des questions à la victime. Le plus souvent au contraire, il y a non-seulement inconvénient, mais encore danger réel; si le médecin a fait des questions, il ne peut pas, il ne doit pas les garder pour lui; de toute nécessité, il sera contraint d'enregistrer les réponses, sinon dans son rapport, au moins dans sa mémoire. Déjà, pendant la simple instruction de l'affaire, avant même qu'il ait commencé le travail de son appréciation, il aura échangé son caractère, sa personnalité de médecin, d'homme de l'art, pour un rôle auquel il n'est pas préparé et qui ne saurait lui convenir, celui de juge d'instruction. Son rapport est fait et au jour de l'audience, il ne sera déjà plus juge d'instruction, mais il ne sera pas encore réellement expert, c'est-à-dire l'homme de l'art chargé de prononcer, d'après son expérience et ses connaissances spéciales, sur l'ordre et la nature des faits donnés; il deviendra témoin comme tous les autres, c'est-à-dire l'homme qui doit, à l'heure des débats, assister la justice et la vérité en rapportant ce qu'il a vu et entendu. Je maintiens qu'en ces circonstances son véritable caractère est altéré; des lésions matérielles ont été produites sur des organes

sexuels ou ailleurs, l'expert, l'expert seul expliquera, suivant
sa science, comment elles ont pu se produire. Or, les progrès
de l'instruction d'une part, de l'autre les éclaircissements
résultant des débats, la sagesse des magistrats enfin, rapprochant sous toutes ces influences, le possible du probable, voilà
les justes données qui forment la conviction du jury et dicte-
ront son verdict. Qu'une enfant vienne dire au médecin : Tel
individu m'a prise sur ses genoux ou s'est couché sur moi et
m'a fait mal entre les jambes, en quoi cela aidé-t-il l'expert?
Comment établira-t-il d'autant mieux que l'enfant dit ou ne
dit pas la vérité? Si les réponses qu'on a faites au médecin
sont justes ou inexactes, de ce qu'on les lui aura présentées
de telle ou telle façon, en saura-t-il mieux prouver la justesse
ou infirmer l'exactitude? Il n'y a rien où il y a quelque chose
aux parties génitales, là est la difficulté et la solution de la
question; s'il y a des ecchymoses sur les bras, les cuisses, etc,
l'expert n'aura pas besoin qu'on lui dise: On m'a violentée de
telle ou telle façon, il saura bien s'en apercevoir; cela exige
plus de soin, plus de réflexions, plus de sagacité, plus d'habitude de la part du médecin légiste, d'accord, mais en échange,
cela le dégage noblement de toute idée préconçue, et assure
à ses conclusions l'indépendance qu'elles comportent.

Je ne veux pas terminer ces considérations sans citer une
preuve qui me paraît démontrer que l'expert, en faisant des
questions préalables, entre à son insu dans une voie où, sans
grand profit pour la mise en lumière de la vérité, il peut
recueillir des ennuis et des désagréments personnels.

Obs. VI. — Le 24 juillet 1854, je suis chargé par M. Oudet, juge
de paix à Versailles, de me transporter au domicile du sieur Vin.
M... à l'effet de visiter ses filles, E... et S... et de dire si elles ont été
ou non déflorées, ou s'il existe dans leurs parties sexuelles quelques
traces qui indiqueraient des tentatives de défloration, si ces lésions
ou tentatives ne seraient pas l'effet de violences exercées sur elles,
ou si elles ne seraient pas la suite de mauvaises habitudes contractées par lesdites filles M...

La fille E... est âgée de près de quinze ans ; elle se plaint d'avoir été,
il y a un an environ, l'objet de violences de la part de son père, qui
l'aurait transportée endormie du lit où elle était dans le sien, et malgré sa résistance se serait couché sur elle ; elle dit n'avoir pas eu
conscience de ce qui ce serait passé alors. Il y a quinze jours, le sieur
M... aurait voulu renouveler ses violences sur sa fille qui serait par-
venue à lui échapper avant que rien n'ait pu être tenté de nouveau ;
après ces renseignements qui m'ont paru indispensables à recueillir,
j'ai dû procéder à l'examen des parties sexuelles de cette jeune fille.
Quoique dans un état de malpropreté regrettable, la surface vulvaire
ne présente aucune trace d'inflammation, de celle surtout qui résulterait de violences récentes ; la membrane hymen est rompue en
plusieurs points. Aux parties supérieure et inférieure de l'orifice
vaginal sont deux languettes charnues, sortes de végétations anor-
males qui paraissent être des caroncules myrtiformes hypertrophiées,
lesquelles caroncules résultent le plus ordinairement de la rupture de
la membrane hymen. Chez la jeune E..., la membrane de l'hymen
est rompue de telle façon, que cela me paraît plutôt le fait d'un
abandon coupable de sa personne, que le résultat de mauvaises habitudes, dans le sens ordinaire du mot. Elle assure n'avoir subi les
approches d'aucun homme, excepté celles de son père, atteintes dont
elle n'a pas su, dit-elle, se rendre compte. L'examen attentif de ses
parties sexuelles, l'appréciation de son intelligence fâcheusement
développée, selon moi, me conduisent à une affirmation toute contraire. Il y a un an, dit-elle, que son père se serait livré sur elle à
de coupables violences. Si ces violences avaient été suivies de la
défloration qui existe aujourd'hui, elles n'auraient pu se produire, à
cause de la disproportion probable des organes, sans des douleurs
très grandes que la jeune M... n'accuse pas. Il n'est en mon pouvoir
aucun moyen de constater si le père a ou n'a pas essayé, voire
même accompli des actes de violences sur sa fille. Les circonstances
commémoratives toutefois, me font croire qu'il ne serait pas tout au
moins le seul auteur d'une défloration incontestable.

La jeune S. M... fait remonter à dix-huit mois les violences dont elle
aurait été l'objet de la part de son père. Chez elle également la membrane hymen est rompue. Il y a des traces d'inflammation au côté
gauche de l'orifice vaginal. Cette défloration existe sans que la jeune
fille veuille préciser dans quelles circonstances elle a eu lieu. Ma
conviction profonde est que cette défloration a été acceptée par elle
en dehors de ce qui peut concerner son père ; c'est au moins le résultat de ses réponses à mes questions. Je ne puis donc affirmer que
le sieur M... se soit ou ne se soit pas livré à de coupables manœuvres, je crois pouvoir affirmer cependant qu'il ne doit pas être
tout au moins l'auteur exclusif de la défloration qui existe chez l'une
et l'autre de ses deux filles.

Je ne connaissais nullement le sieur **M...** et je déclare, sans qu'il soit probablement nécessaire d'y insister beaucoup, que l'accusation qui pesait sur lui était loin de le rendre intéressant à mès yeux ; toutefois, arrivé au domicile de ses filles et chargé de les examiner toutes deux, après leur avoir fait des questions qui alors me paraissaient indispensables, je fus frappé de la dépravation précoce de ces malheureuses enfants ; je les interrogeai simultanément et séparément, et les prenant à chaque instant en flagrant délit de contradiction, constatant d'une part dans leurs réponses, que la dépravation de leurs mœurs était extrême, constatant de l'autre dans l'examen de leurs parties sexuelles, que les violences qui y avaient été exercées avaient dû être souvent répétées, il me parut cruel, injuste et surtout contraire à cette vérité que j'avais juré d'établir et de défendre, de rapporter en totalité au misérable père, ce qui ne lui appartenait peut-être qu'en partie, et tout en restant loin de l'innocenter complétement, comme on a pu le voir dans mon rapport, je laissai percer malgré moi dans mes sentiments une opinion dont le défenseur devait s'empresser de tirer parti pour son client. A l'audience, je fus fort mal mené par l'éminent magistrat qui dirigeait les débats, et qui, pensant, je crois, que je m'érigeais mal à propos presque en défenseur du triste prévenu assis sur les bancs de l'accusation, m'avertit assez rudement que j'avais dépassé mon mandat, en faisant aux jeunes filles des questions que la loi ne me demandait pas et qu'il ne m'appartenait pas de leur faire. Et qu'on ne s'y trompe pas, cela ne voulait pas dire que mes questions avaient été inconvenantes dans l'ordre moral, ou déplacées, comme extra-médicales ; cela signifiait, ainsi que l'a développé à l'audience l'honorable magistrat, que la constatation pure et simple des faits matériels m'avait été réclamée, le reste n'étant pas de mon ressort.

L'apostrophe du président ne m'ayant que médiocrement satisfait, je tiens à ajouter qu'à une session suivante, le même

magistrat qui dirigeait d'une manière aussi puissante qu'auto·
risée les débats de la Cour d'assises, me demanda, dans une
affaire du même genre, pourquoi je m'étais abstenu de faire
des questions à la victime. J'eus, je l'avoue, quelque douceur
à répondre que lui-même, dans une des sessions précédentes,
ayant bien voulu m'apprendre qu'il ne ·m'appartenait pas
d'en adresser, la leçon m'était tombée de trop haut pour
que je l'eusse si tôt oubliée.

En conclusion de tout ceci, je suis pénétré de cette vérité,
que l'expert médico-légal doit. le plus généralement, sinon
toujours, se borner à une constatation purement matérielle
et s'abstenir de questions préalables à la victime, comme inutiles ou dangereuses.

IV. — *Il est très important de noter exactement la forme de la
membrane hymen, certaines conditions anatomiques permettant le viol, en dehors de toute rupture de cette membrane.*

Les préliminaires qui précèdent une fois posés, nous arrivons à l'examen de la plaignante. Il faut ici faire appel aux
précautions de la plus exquise délicatesse, ne procéder à
l'opération prescrite qu'en présence d'un tiers, le plus souvent,
la mère ou une parente, ne découvrir la personne explorée
qu'autant que cela est strictement nécessaire, n'employer
enfin à cet examen que l'espace de temps rigoureusement
indispensable, toutes manœuvres que prescrivent avec soin
les traités dogmatiques et que suggérerait d'ailleurs à l'expert
sa propre dignité.

Je n'insisterai pas sur la position à donner à la plaignante
pour en faire un plus facile examen. Il va sans dire qu'il
convient de la placer sur un système de support quelconque,
lit, chaise ou fauteuil, de façon à préparer des inclinaisons
qui ménageront à la lumière l'accès le plus favorable ; on
dresse alors un rapide et] scrupuleux inventaire de l'état des

tissus des diverses parties des organes génitaux. On constate
les conditions de l'écoulement, si tant est qu'il existe, on en
apprécie la nature. En imprimant aux cuisses des mouvements
alternatifs d'écartement et de rapprochement, on fait sourdre
de la cavité vaginale des quantités variables de liquide, qui
témoignent de la plus ou moins grande abondance de l'écoulement. Il est une précaution dont j'ai eu souvent à me louer
en pareil cas, c'est sinon d'essuyer avec une serviette
ou un linge les différents points des parties génitales,
au moins de les éponger doucement, comme pendant une opération sanglante on éponge le sang qui sort de la plaie pour
permettre à l'instrument tranchant du chirurgien d'agir en
plus saine connaissance de cause. Cela présente plusieurs
avantages à mon sens : d'abord de rendre le contact du doigt
moins glissant, c'est-à-dire plus sûr, ensuite de mieux juger
de l'abondance avec laquelle le liquide absorbé par le linge,
sourd de nouveau de toutes les surfaces, et enfin de bien distinguer ces petites ulcérations très superficielles qu'on ne voit
souvent qu'à grand'peine et qui échapperaient sans cette précaution.

Tous les médecins légistes qui ont eu nombre d'examens
de ce genre à pratiquer chez les enfants, savent combien la
plupart du temps il est difficile de les amener à une exploration suffisante, aussi tous accepteront-ils comme aphorismes
pratiques les lignes suivantes de M. Tardieu (1) : « La pu-
» deur, la crainte, la sensibilité des parties, peuvent rendre
» l'examen très difficile, parfois même impossible. Avec de la
» patience et de grands ménagements, on parviendra, en
» général, à surmonter ces difficultés. Il faut, d'ailleurs, chez
» les enfants surtout, agir avec assez de lenteur pour arriver
» à écarter suffisamment les parties les plus extérieures et à
» découvir l'hymen profondément situé. »

(1) *Étude médico-légale*, 3ᵉ édition, p. 17.

L'état de la membrane hymen, voilà le véritable nœud
gordien de la question, et cependant sa rupture ou son intégrité, qui semblerait *à priori* la solution complète et satis-
faisante du problème, ne saurait en toute circonstance l'être
réellement. Disons tout d'abord quelques mots de cette membrane. En faire l'histoire, serait certainement écrire un curieux chapitre de critique médicale; elle existe pour les uns,
elle n'existe pas pour les autres, et cela, dès les premiers âges
en quelque sorte de l'anatomie.

« Où noteras pour conclusion de la dite partie, dit notre
» bon Paré (1), qu'on ne trouve pas dedans la cavité de cette
» tunique (comme quelques-uns veulent) que l'on appelle
» hymen ou pannicule virginal, lequel au premier coït les
» femmes disent qu'il se rompt et deschire ». Puis il consacre le chapitre **XLIX** tout entier à cette membrane qu'il
a niée plus haut : « Pareillement il se trouve quelquefois en
» aucunes vierges une membrane à l'orifice du col de la ma-
» trice, appellée des anciens hymen, qui empesche d'avoir la
» compagnie de l'homme et fait la femme stérile.

» Or le vulgaire (voire plusieurs gens doctes) cuident et
» estiment qu'il n'y a nulle vierge qui n'aye la dite hymen,
» qui est la porte vaginale : mais ils s'abusent, pour-ce que
» bien rarement on la trouve et proteste (composant mon
» anatomie) l'avoir recherchée à plusieurs filles mortes à
» l'Hôtel-Dieu de Paris, aagées de trois, quatre, cinq et ius-
» ques à douze ans et iamais ie ne l'ay pu appercevoir, fors à
» une fille aagée de dix-sept ans qui estoit accordée en ma-
» riage : et sa mère sçachant que sa fille avoit quelque chose
» qui pouvoit empescher estre appelée mère, me pria la voir,
» en laquelle trouvay une membrane nerveuse de l'épaisseur
» d'un parchemin fort délié, qui estoit au-dessous des nymphes,
» immédiatement près le conduit par où les femmes pissent,

(1) *OEuvres d'Ambroise Paré,* édit. Malgaigne, Paris 1840, t. I, p. 167.

» deuant l'entrée de l'orifice du col de la matrice, ayant un
» petit trou par où ses mois se pouvoient escouler. » —
Quelques lignes plus loin, il parle de l'opinion affirmative
des matrones à ce sujet : « Souvent à leur rapport les iusti-
» ciers donnent iugement et là commettent grands abus par
» les dites matrones.

» Qu'il soit vray, j'en ay interrogué plusieurs pour sçavoir
» où elles trouvent la dite taye : l'une disoit tout à l'entrée de
» la partie honteuse, l'autre au milieu et les autres tout au
» profond, au devant de la bouche de la matrice. Et voilà com-
» ment ces sages-femmes accordent leurs vielles. »

Le français de 1575 bravant souvent dans les mots, au
moins l'honnêteté du XIX⁰ siècle, il est grand temps de nous
arrêter ici ; lise la fin de ce curieux chapitre qui voudra plus
de détails et aime la vieille façon gauloise de les exprimer.

J'ai fait cette longue citation du grand et bon Paré, parce
que non-seulement elle me paraît de bonne et saine observation, mais parce qu'elle résume en grande partie l'histoire de
la membrane hymen et de ses différentes variantes.

« Pour nous qui sommes bien persuadés, dit Devaux (1),
» en parlant des signes de la virginité, que la membrane
» nommée hymen ne se trouve point dans l'ordre naturel,
» nous nous réduisons aux trois autres signes ou plutôt à un
» seul, parce que les deux autres n'en sont qu'une suite ; et
» ce signe est l'étroitesse de la vulve, par l'union des caron-
» cules qui, s'élevant au-dessus de l'orifice extérieur du vagin,
» le couvrent et forment la fleur virginale. »

Lorsqu'on parcourt les auteurs anciens, on est frappé du
désaccord qui existe entre leurs assertions et la constatation
en apparence si simple d'un fait matériel. Ce qu'il y a de plus
remarquable, c'est que ceux-là mêmes qui nient la membrane
hymen, rapportent des observations qui démontrent si bien

____

(1) L'*Art de faire des rapports en chirurgie*, 1730, p. 417.

la présence de cette même membrane, qu'en certaines circonstances ils se sont vus obligés de l'inciser. Les observations
d'accouchements par exemple, où l'on a constaté la persistance
de cette membrane, sans être absolument fréquentes, com-
poseraient cependant un certain volume, si l'on prenait la
peine de les réunir.

On peut poser en principe que la membrane hymen
existe toujours, les exceptions, on le sait, servant à con-
sacrer les principes. Je n'ai jamais vu manquer cette membrane, dit M. Devergie, avec la haute autorité qui lui
revient naturellement ; Capuron, cependant, cite un cas où
il ne l'a pas rencontrée. M. Toulmouche (obs. 9) l'a vue
manquer aussi. « D'autres fois, dit M. Richet, à la page 775 de
son excellente *Anatomie médico-chirurgicale*, on ne trouve pas
vestige d'hymen, même dans des cas où il est bien avéré qu'il
n'a pu y avoir destruction de cette membrane. » — Il ne faut
pas oublier en outre que, suivant les différents âges, sa situation varie singulièrement, ce qui explique les divergences des
matrones d'Ambroise Paré et les excuse peut-être de si mal
accorder leurs vielles.

M. Tardieu (1) ramène les différences individuelles de la
membrane hymen aux cinq types suivants :

1° Disposition labiale dont les bords séparés par une ouverture verticale et affrontés l'un à l'autre, font saillie à l'entrée du vagin ;

2° Diaphragme irrégulièrement circulaire, interrompu
vers le tiers supérieur par une ouverture plus ou moins large
et plus ou moins haut placée ;

3° Diaphragme exactement et régulièrement circulaire,
percé d'un orifice central ;

4° Diaphragme semi-lunaire en forme de croissant, à bord
concave supérieur, plus ou moins échancré, et dont les extrémités vont se perdre en dedans des petites lèvres ;

____

(1) *Loc. cit.*, p. 13.

5° Enfin, bandelette circulaire ou semi-lunaire réduite à une sorte de repli ou frange qui double les petites lèvres.

Le mémoire si complet et si intéressant de M. le docteur Devilliers fils, donné des renseignements aussi étendus que possible sur la constitution anatomique et les différences accidentelles de la membrane hymen (1).

Le docteur Marc (*Dictionnaire de médecine,* 1828) dit avoir observé un fait duquel il résulterait qu'il n'est pas impossible, lorsque la membrane hymen n'est que semi-lunaire, qu'elle puisse disparaître pendant quelque temps pour reparaître plus tard. Une fille de douze ans chez laquelle les premiers signes de la puberté s'étaient à peine manifestés, contracta une liaison avec un garçon un peu plus âgé qu'elle ; les deux enfants avaient vécu ensemble depuis plusieurs mois, lorsque le père du garçon partagea les faveurs de la maîtresse de son fils. Ce libertinage dura jusqu'à ce que d'affreuses végétations vénériennes conduisirent la jeune fille à l'hôpital de la Pitié. Examinée par le docteur Serres et quelques autres médecins, on trouva chez la malade une dilatation extrême du vagin, une flétrissure des parties génitales externes, et une absence totale de l'hymen. Après le traitement de la maladie vénérienne et l'excision des végétations, la santé de la jeune personne étant entièrement rétablie, on fut fort étonné de trouver chez elle l'ensemble des caractères qui constituent la virginité et notamment une membrane semi-lunaire très prononcée. M. le docteur Fournier-Pescay et moi fûmes nommés commissaires par la Société médicale d'émulation pour constater ce fait. Ici la membrane de l'hymen s'était évidemment flétrie, abaissée à la suite d'une débauche en quelque sorte graduée, mais n'avait pas été détruite.

Il est évident qu'une pareille observation emprunte toute sa valeur au nom des médecins qui la rapportent, mais il est bon que l'expert soit prévenu de la possibilité de pareilles anomalies pour ainsi dire, et cela seul suffirait à justifier ce que j'ai dit plus haut, qu'un fait, même isolé, peut donner lieu à des déductions importantes pour la pratique.

Un des devoirs les plus impérieux du médecin légiste sera de noter scrupuleusement la forme et l'apparence de cette

(1) *Nouvelles recherches sur la membrane hymen et les caroncules hyménales.* (*Revue médicale,* janvier 1840, p. 180.)

membrane, parce que des différences si nombreuses qu'on y remarque peuvent dériver des conclusions à diverse portée. J'ai rapporté les types désignés par M. Tardieu, en ce qu'ils me paraissent comprendre dans leurs sous-divisions jusqu'aux plus petites nuances possibles.

Il est toutefois deux formes particulières qui se sont assez fréquemment offertes à mon observation, et sur lesquelles, à cause des conséquences qu'elles entraînent, je désire appuyer plus spécialement. J'ai constaté souvent une membrane hymen de forme exactement circulaire, constituant une bandelette étroite, mais épaisse, charnue, remettant en mémoire enfin la description faite par Riolan, et présentant au centre un orifice central à diamètre considérable. Il me semble que, généralement, on néglige trop d'insister sur les diamètres de cet orifice central. Là, en effet, dans certains cas, gît toute la difficulté des conclusions, et c'est sur ce point surtout que portent mes réflexions.

Il est évident que plus cet orifice sera considérable, moins la bandelette hyménale sera large, et plus, d'autre part, la pénétration du membre viril sera facile. Si l'on joint à cela, chez la victime, une de ces constitutions lymphatiques qui prédisposent si éminemment aux flueurs blanches, il est clair que cette membrane fibreuse, en macération presque continuelle dans un liquide plus ou moins âcre et corrosif, en deviendra plus distendue, plus extensible, partant, se prêtant mieux aux efforts et à la violence en offrant moins de chances de rupture. C'est donc là une forme, une apparence et des circonstances que l'expert ne saurait trop signaler. C'est un devoir pour lui d'indiquer la possibilité d'une intromission en dehors de la rupture de la membrane.

Voici, dit M. le professeur Toulmouche (1), en parlant de la membrane hymen, les deux formes que je lui ai vu affec-

____

(1) *Loc. cit.*, p. 103.

ter : « La plus commune consiste en une membrane percée » à son centre d'une petite ouverture, ne pouvant générale- » ment admettre qu'un gros tuyau de plume d'oie, et lorsqu'elle » offre un véritable plissement à sa circonférence, l'extré- » mité du petit doigt sans se déchirer. » J'ai trouvé deux ou trois fois cette disposition, qui permettrait également le viol caractérisé par l'intromission en dehors de la rupture carac- téristique de la membrane. C'est évidemment la forme indi- quée par M. Toulmouche ; je l'ai rencontrée telle, cependant, qu'elle me paraît valoir la peine d'y insister d'un peu plus près.

L'hymen était circulaire, présentant un orifice central *à priori* peu considérable ; mais, en examinant attentivement la circonférence interne de l'hymen, on constatait que la mem- brane très extensible était, pour ainsi dire, repliée sur elle- même, comme le serait une feuille tassée et pliée dans son bourgeon. Il en résultait qu'en appuyant sur cette membrane avec l'extrémité d'un gros stylet mousse, on la déplissait pour ainsi dire, et qu'en essayant de faire, par l'orifice cen- tral, pénétrer le petit doigt, celui-ci se trouvait comme coiffé d'abord par la membrane hymen, puis, pénétrant de plus en plus dans la cavité vaginale, déplissait de plus en plus la membrane, l'étendant, la distendant même, sans la rompre. Là encore un viol pourrait être commis, et la preuve ordi- nairement positive n'en point apporter le témoignage. En- core une fois donc, il est de toute importance de noter cette disposition, car il peut se présenter différentes circonstances dans la cause qui lui assignent une gravité extrême. Qu'un prévenu, par exemple, ait un membre viril grêle, peu déve- loppé de tous points, les présomptions de culpabilité pour- ront s'accroître de la possibilité d'une intromission en dehors d'une rupture.

Voici quelques faits à l'appui de ce que je prétends avan- cer :

Obs. VII. — Je soussigné, médecin adjoint de l'hospice civil de Versailles, sur la réquisition de M. le commissaire de police du canton Est, ai, le 17 novembre 1855, procédé à l'examen des jeunes D. Mar... âgée de huit ans et demi, et W. Ad... âgée de dix ans et demi, sur lesquelles des attentats à la pudeur auraient été commis, ledit examen à l'effet de constater l'état de leurs parties sexuelles, de dire quelles lésions on y remarque et quelles conclusions doivent se tirer de la constatation de ces lésions.

La jeune D. Mar... ne présente extérieurement aucune lésion particulière de rougeur, ni inflammation, ni écoulement spécial. En entr'ouvrant légèrement les grandes lèvres, on constate que l'aspect de l'orifice vaginal est un peu blafard.

Chez cette enfant, la membrane hymen a la forme semi-elliptique, présentant une ouverture centrale ovalaire, assez large, et s'attachant au plancher supérieur du vagin par deux piliers latéraux. Un de ces piliers, le droit, a été visiblement déchiré à son point d'attache supérieur, en telle sorte que, déprimant légèrement de haut en bas la partie inférieure de la membrane hymen, on met cette déchirure en notable évidence; toutefois, cette déchirure qui existe dans une étendue de 2 à 3 millimètres environ, n'est pas de récente formation; la membrane hymen est, d'ailleurs, incontestablement distendue et fatiguée.

De cet examen ressort, pour moi, que des violences ont dû être exercées sur les parties sexuelles de la jeune D... Violences assez énergiques pour fatiguer la membrane hymen et la déchirer même dans un de ses points; insuffisantes pour la déchirer complétement et livrer passage à un corps plus ou moins volumineux. J'estime, en outre, en l'absence de tout signe de récente inflammation, que ces violences doivent remonter à une date assez éloignée déjà, un ou deux mois peut-être.

Chez la jeune W. Ad... âgée de dix ans, les parties sexuelles présentent à l'extérieur une rougeur assez prononcée. En écartant les grandes lèvres, on trouve la membrane hymen dans un état de complète intégrité; elle offre cependant une sorte de cavité paraissant résulter d'une certaine fatigue. Autour de l'orifice vaginal, supérieurement et latéralement surtout, se trouve une surface assez large, presque circulaire, offrant une teinte notablement violacée.

L'appareil clitoridien présente un assez grand développement, ce qui, dans une certaine mesure, pourrait faire présumer quelque mauvaise habitude.

De cet examen, j'estime que les parties sexuelles de la jeune W... ont été bien certainement l'objet et le siège de violences assez énergiques, et j'estime de plus, en raison des traces de récente inflammation que la date de ces violences doit être assez rapprochée de la date de l'examen.

Obs. VIII. — Je soussigné, médecin adjoint de l'hospice civil, sur la commission rogatoire de M. Larnac, juge d'instruction au tribunal de première instance, ai procédé à l'examen de la jeune El. L..., âgée de quinze ans, à l'effet de dire si, sur les parties sexuelles, il existe des traces de l'approche récente d'un homme, de déterminer si cette jeune fille a conservé sa virginité, et, dans le cas où il existerait des indices d'un attentat récent, à quelle époque probable il aurait eu lieu.

La jeune El. L... est forte et développée pour son âge. Ses parties sexuelles n'offrent aucune marque particulière, ni rougeur, égratignure ou ecchymose, rien de caractéristique enfin. Les grandes lèvres sont volumineuses, s'écartant facilement et laissant voir un orifice vaginal d'un diamètre plus considérable qu'il ne l'est généralement à l'âge de quinze ans. La membrane hymen est dans un état de complète intégrité, mais elle est blanchâtre, mollasse, formant circulairement une bandelette très étroite, d'où il résulte qu'au contraire l'orifice central est très large. La membrane hymen n'a pas toujours la même forme, la même largeur, la même consistance. Si cette membrane est très large et résistante, fermant pour ainsi dire complétement l'orifice vaginal, il en résultera nécessairement que l'orifice central sera très étroit, et qu'un corps étranger quelconque ne pourra pas s'introduire dans la capacité du vagin sans rupture préalable de la membrane; si, au contraire, comme dans le cas particulier, la membrane hymen forme une bandelette très étroite, l'orifice central sera nécessairement très large, et un corps étranger d'un volume donné pourra pénétrer dans le vagin sans rompre la membrane hymen.

Chez la jeune El. L..., l'orifice central de la membrane hymen est très large et laisse facilement pénétrer le doigt indicateur. La membrane est non-seulement très étroite, mais elle est dans un état de constante humidité, c'est-à-dire de grande extensibilité possible sans rupture, entretenu par un appareil de glandes sébacées nombreuses qui sécrètent une quantité considérable d'un liquide très lubréfiant.

Je pense donc que, tout en conservant l'apparence légale de la virginité, la jeune El. L... peut avoir subi et a probablement subi l'approche d'un homme.

En résumé, répondant aux questions qui me sont faites, je dirai :

1° L'apparence des parties génitales de la jeune El. L... me fait penser qu'elle a subi les approches d'un homme, sans que je puisse toutefois établir et constater positivement les traces de cette approche ;

2° La membrane hymen n'étant pas rompue, la jeune El. L... a légalement conservé sa virginité. J'admets toutefois, et la circon-

stance présente est, à mon sens, une preuve à l'appui, j'admets, dis-
je, que, considérer comme certitude de la virginité l'intégrité de la
membrane hymen, est beaucoup trop absolu et doit être, par conséquent, quelquefois cause d'erreur ;

3° En admettant qu'il y ait eu, dans le vagin de cette jeune
fille, introduction d'un corps viril, on ne saurait en fixer la
date.

Voici un exemple de la disposition plissée de la membrane
hymen, disposition sur laquelle j'ai insisté plus haut : ·

Obs. IX. — Je soussigné, sur la commission rogatoire de M. Larnac, juge d'instruction au tribunal de première instance, ai procédé,
le 5 juillet 1858, à l'examen des parties sexuelles de la jeune Pa. M...,
âgée de huit ans, à l'effet de vérifier si elles portaient des traces
de l'introduction de la verge d'un homme et de défloration, et à
l'examen de V. Jos..., âgé de cinquante ans, inculpé d'attentat à la
pudeur avec violence et de viol sur la personne de Pa. M. .

Cette petite fille, de taille moyenne pour son âge, paraît d'une
constitution vigoureuse ; elle présente aux parties sexuelles, autour
de l'orifice vaginal, surtout sur les parties latérales et au bas vers la
fourchette, c'est-à-dire de haut en bas, des rougeurs inflammatoires.
La membrane hymen, naturellement épaisse chez cette enfant, semble encore épaissie par une congestion inflammatoire. La circonférence interne est froncée et, pour laisser apercevoir dans tout son
contour l'orifice central, a besoin d'être déplissée. En écartant légèrement les petites lèvres et avec l'extrémité mousse d'un fort stylet,
en suivant l'hymen dans toute sa continuité, on constate à droite et
un peu en bas une rupture de la membrane qui produit une languette
à bords tiraillés et frangés. L'entrée du vagin, la membrane hymen
et tout l'orifice vaginal à l'extérieur sont baignés d'un liquide purulent peu abondant, résultat évident d'inflammation.

Chez V. Jos..., âgé de cinquante ans environ et d'apparence vigoureuse, le membre viril est régulièrement conformé et parfaitement en rapport avec l'habitude générale du corps.

Considérant les rapports de stature et de développement entre
l'inculpé et Pa. M..., je ne saurais admettre qu'il y ait eu viol, en ce
sens que l'introduction du membre viril de l'un aurait pu se com-
pléter dans les parties sexuelles de l'autre, mais s'il est démontré
par l'instruction que V. a pu se porter à des violences sur Pa. M...,
je n'hésite pas à conclure que le membre viril de l'inculpé a pu produire sur les parties sexuelles de l'enfant toutes les lésions qu'on y
remarque, à savoir, refoulement des tissus qui, sans former un in-

fundibulum complet, laisse encore cependant une sorte d'affais-
sement, rougeurs inflammatoires, rupture incontestable de l'hymen.
En résumé, je conclus que les parties sexuelles de la jeune Pa. M...
portent des traces de défloration et d'une tentative d'introduction de
la verge d'un homme.

Cette observation me paraît amplement justifier ce que j'ai
avancé à propos de la classification. D'abord, la commission
rogatoire posait la question de défloration et d'introduction
du membre viril; ne l'eût-elle pas posée, elle ressortait invin-
ciblement de la constatation des lésions. Or, ce n'est pas là un
simple attentat à la pudeur, et cependant ce n'est pas encore
un viol. Si ce n'est pas un viol, cela ne tient pas à l'absten-
tion de V..., espèce de bête brute de cinquante ans, enfant
trouvé, portant le nom du village où on l'a déposé, ne con-
naissant évidemment de l'humanité que les instincts brutaux
et grossièrement sensualistes, cela tient seulement à ce que V...
a cinquante ans, tandis que Pa... M. n'en a que huit; que V...
est un homme vigoureux, tandis que Pa... M. n'est encore
qu'une enfant. S'il n'y a pas eu de viol, c'est que, matériellement, le viol n'a pas été possible. Tout concourt dans le cas
particulier à constituer une espèce plus grave que le simple
attentat à la pudeur, et c'est là pratiquement ce qui devrait
constituer pour moi, avec sa gravité et sa pénalité relatives, la
tentative de viol.

Le rapport suivant établit la possibilité du viol en dehors
de la rupture de la membrane hymen.

Obs. X. — Je soussigné, sur la réquisition de M. Fidière des
Prinveaux, juge d'instruction au tribunal de première instance, ai
procédé à la visite de la jeune L. Ad... à l'effet d'examiner l'état de
cette jeune fille, et de constater si elle a eu de gré ou de force des
rapports avec des hommes.

La jeune L. Ad..., âgée de douze ans et demi, d'une constitution
assez robuste, est réglée depuis plusieurs mois. Les violences dont
elle dit avoir été l'objet remontent déjà à une époque trop éloignée
pour qu'on puisse en retrouver des traces récentes. Ses parties génitales sont un peu rouges, légèrement enflammées, mais d'une in-

flammation qui me paraît être plûtôt le résultat de la malpropreté
que de contusions quelconques.

La grande lèvre gauche est plus allongée que la droite, disposition qui, sans être anormale, peut avoir toujours existé chez cette
enfant, mais peut être aussi, et avec beaucoup plus de probabilités, le
résultat de manœuvres vicieuses. La membrane hymen est relâchée
sans être rompue, l'orifice central est évidemment distendu assez
largement pour laisser pénétrer le petit doigt sans effort. Dans ces
conditions, il est possible qu'un membre viril de médiocre volume
ait été introduit.

En me résumant donc, j'affirme que les organes sexuels de la
jeune L. Ad... ne sont plus dans leur état d'intégrité primitive, et
qu'une action quelconque a été exercée contre eux. J'admets la possibilité d'un attentat à la pudeur, mais n'ayant à constater ni traces
de violences sur les membres, ni traces de contusions ou de déchirures aux parties génitales, je ne saurais affirmer qu'elle ait eu des
rapports forcés avec des hommes (6 janvier 1854).

L'observation suivante montre, selon moi, dans quelles
généralités de conclusions l'expert n'est que trop souvent
obligé de se renfermer :

Obs. XI. — Je soussigné, médecin adjoint de l'hospice civil, sur
la commission rogatoire de M. Fidière des Prinveaux, juge d'instruction au tribunal de première instance, ai procédé à la visite de la
jeune G. Ros..., à l'effet de vérifier si elle est encore vierge et si elle
porte des traces quelconques d'attentats sur sa personne.

La jeune G. Ros... est âgée de onze ans et demi; elle est de constitution assez bonne en apparence; elle ne présente extérieurement
sur aucune partie du corps des contusions ou traces de violences
qu'on puisse rapporter au cas particulier.

Examinant les parties génitales et écartant les grandes lèvres, on
remarque que les petites lèvres paraissent avoir en totalité une sorte
d'augmentation de leur volume normal, offrant à leur partie inférieure
un peu d'élongation évidente; à leur face interne, elles sont le siége
de rougeurs générales et assez prononcées ; la membrane hymen est
intacte, elle paraît toutefois fatiguée, refoulée d'avant en arrière et
présente dans cette direction une sorte d'infundibulum. De là cavité
vaginale s'échappe un liquide mucoso-purulent assez abondant qui,
baignant l'ensemble des parties génitales, entretient l'irritation qu'on
y remarque; à la partie inférieure du méat urinaire, se montre une
petite végétation.

De tout ceci résulte que, matériellement parlant, puisque la mem-

brane hymen est intacte! la fille Ros. G... est encore vierge ; mais
la direction d'avant en arrière; une sorte de laxité de cette même
membrane, les rougeurs qu'on remarque à la face interne des petites
lèvres; le liquide irritant qui est en contact permanent avec toutes
ces parties; attestent que les organes génitaux de cette jeune fille
assez malproprement tenue; ont été le siége de coupables manœuvres. Il est possible que des attentats à la pudeur aient été commis
sur cette enfant, mais il est aussi très probable; sinon tout à fait
certain; que cette enfant a de mauvaises habitudes.

Le rapport suivant prouve ce que j'avançais à propos de la
commission rogatoire, à savoir que le préambule peut réunir,
dans une synthèse préventive, tous les chefs d'accusation
concernant les attentats aux mœurs, et que c'est à l'expert
alors qu'incombe, en quelque sorte, la tâche épineuse de
préciser le délit ou le crime.

Oßs. XII. — Je soussigné, docteur en médecine, sur la commission rogatoire de M. Larnac, juge d'instruction au tribunal de première instance; et après avoir prêté serment, ai procédé à la visite
des parties sexuelles de Ros. D..., âgée de neuf ans, à l'effet de dire
si elle porte des traces plus ou moins récentes de l'approche d'un
homme, et d'un attentat à la pudeur, d'un viol ou d'une tentative
de viol; de plus; j'ai procédé à l'examen des parties génitales de
l'inculpé A...; à l'effet de déterminer dans ce cas s'il y a pu avoir
introduction desdites parties dans celles de la victime.
Chez la jeune Ros. D... on ne constate sur le corps ou les cuisses aucune trace de contusion ou de violence. Il faut ajouter toutefois que l'attentat qu'elle aurait subi, remonterait déjà à une anté-
riorité de trois semaines. L'appareil vulvaire se présente avec une
régularité de direction et de contours qui atteste, suivant toute probabilité; que l'enfant n'a pas été souvent exposée ou ne se livre pas
ordinairement à des manœuvres coupables.
Il n'y a pas de déhiscence anormale des grandes lèvres, qui au
contraire sont régulièrement appliquées l'une sur l'autre. Leur jonc-
tion présente une surface linéaire d'un rouge médiocrement pro-
noncé, dénotant un certain degré d'inflammation laquelle évidem-,
ment ne résulte pas de violences exercées, mais d'un défaut d'entretien convenable.
En entr'ouvrant les grandes lèvres, en les maintenant écartées,
on découvre la membrane hymen d'apparence assez irrégulière, plus
musculeuse que fibreuse, molasse, offrant à sa circonférence interne
un bord plissé pour ainsi dire. Toutefois, cette membrane hymen

suivie dans toute sa continuité par un stylet mousse, doit être reconnue d'une intégrité parfaite. On remarque des rougeurs prononcées sur une surface courbe, autour du segment droit de l'orifice vaginal ; ces rougeurs sont d'une teinte plus violacée au centre de la surface qu'à ses extrémités et elles sont bien certainement le résultat de violences directement exercées. Ces rougeurs ne semblent pas appartenir à une inflammation aiguë, mais chronique au contraire, ce qui permet d'en inférer que, suivant toute probabilité, leur origine peut remonter à quinze jours ou trois semaines environ.

On a établi la possibilité que ces rougeurs soient le résultat d'une contusion produite par l'un des bras d'une brouette de jardinier que l'enfant aurait rencontrée en courant ; il est tout à fait inexact d'attribuer à une pareille cause les rougeurs décrites plus haut et qui, dans le cas particulier, auraient revêtu un autre aspect et d'autres caractères.

En résumé, en ce qui concerne Ros. D..., j'estime que des violences ont été exercées sur ses parties sexuelles, qu'il reste sur ces parties des traces de violences indiquant une origine assez ancienne, deux à trois semaines par exemple, que ces traces ont été conservées là plutôt qu'ailleurs par l'humidité naturelle des organes et un défaut d'entretien, quoique cette jeune enfant ne paraisse ni plus sale, ni plus mal tenue qu'une autre, qu'enfin ces traces me semblent être la conséquence très possible de l'approche d'un homme. Toutefois, l'âge de l'enfant, la conservation de la membrane hymen me font rejeter la possibilité d'un viol ; l'intégrité absolue de cette membrane dans les conditions d'âge et de force de l'enfant me paraît exclure même la tentative de viol, en tant que commencement d'introduction dans la cavité vaginale.

A... est un homme d'une cinquantaine d'années environ, il est de taille moyenne et de formes plutôt élancées que chargées d'embonpoint. Chez lui, le membre viril assez long, de grosseur médiocre plutôt relativement faible que fort, ne doit pas, suivant toute apparence, même dans l'érection, prendre un volume très considérable. J'admets, absolument parlant, qu'un membre viril tel que celui d'A... a pu produire les lésions qu'on remarque chez Ros. D...

L'observation qui va suivre a pour but de démontrer que, bien que la membrane hymen ne soit pas complétement rompue, l'intromission a pu se faire, et conséquemment, en certaines circonstances, le viol s'effectuer.

Obs. XIII. — Je soussigné, docteur en médecine, sur la réquisition de M. le procureur impérial et avec l'assistance de M. le com-

missaire de police du canton Est, me suis transporté au domicile de
M. V..., à l'effet de constater les désordres qu'aurait laissés sur ses
parties génitales un attentat à la pudeur dont elle aurait été victime
récemment.

M. V..., fortement constituée, réglée depuis deux mois, aura
seize ans au mois septembre 1859. Elle ne porte sur aucune partie
du corps des traces de violences quelconques. En examinant avec
soin les organes sexuels, je trouve que chez cette jeune fille la membrane hymen est épaisse, comme charnue, avec un orifice central
d'un diamètre considérable, pouvant par conséquent, sans se ruptu-
rer, laisser passer un corps quelconque d'un notable volume. Je constate toutefois qu'à la partie inférieure, il y a une rupture manifeste,
incontestable, dont les bords sont encore comme avivés et par conséquent légèrement imbibés de sang. A droite, en dehors et tout à
fait à côté de cette rupture, se trouve une légère excoriation.

En résumé, considérant la rupture de la membrane hymen, rupture sus-énoncée, considérant en outre la constitution actuelle des
organes génitaux de la jeune M. V..., j'estime que l'acte sexuel a
pu être complétement exercé sur elle, et sans les récuser entièrement, je ne saurais constater nulle part les traces de violences qui
l'ont accompagné (30 mai 1859).

Dans cette circonstance, si l'orifice central n'avait pas été
aussi considérable, il est évident que la rupture mentionnée
eût été insuffisante pour conduire à l'idée de la possibilité du
viol ; mais ce qui restait incertain avec l'une ou l'autre seulement de ces deux circonstances, acquiert par leur réunion
une grande probabilité, sinon une certitude absolue.

Donc, le viol peut être admis et le coupable convaincu,
alors même que la membrane hymen est en état d'intégrité ;
à plus forte raison quand cette membrane présente des solutions de continuité. Toutefois, le signe vraiment pathogno-
monique du viol sera la rupture de la membrane hymen.
Mais l'expert ne doit pas oublier que, la plupart du temps,
c'est sur des présomptions seules qu'il est appelé à baser des
conclusions. Il ne doit pas se hâter d'en référer à la légère de
a constatation d'un fait à la perpétration d'un acte. Les occasions en médecine légale sont très rares où un médecin
peut affirmer positivement, par des arguments absolus, déci-

sifs, que tel effet a dû être nécessairement, fatalement produit par telle cause. C'est surtout pour les cas d'attentats à la
pudeur qu'il devra se tenir dans une sage et prudente réserve,
car la rupture de la membrane hymen qui paraît être le signe
irrécusable, infaillible, rapportée à une origine différente de
celle qui l'a produite, peut devenir la cause d'une déplorable
erreur. Beck (1) cite en note une observation importante :
« Une jeune femme est reçue à l'hôpital Saint-Thomas en
» juillet 1828 pour recevoir les soins du docteur Elliotson.
» Elle rapporte qu'environ six mois auparavant, soulevant
» une personne pour la sortir d'une voiture, elle sentit tout à
» coup une violente douleur dans les reins et que l'utérus
» descendit et dépassa l'orifice extérieur. La chute de l'utérus
» fut accompagnée d'une hémorrhagie abondante. La malade
» guérit, se maria et entrait actuellement à l'hôpital pour un
» prolapsus utérin. Elle déclara qu'avant son mariage, elle
» était vierge, et, à ce propos, le docteur Elliotson fit obser-
» ver qu'une lésion de la membrane hymen pouvait résulter
» aussi bien d'une cause interne qu'externe. »

J'emprunterai à ma pratique personnelle un fait exactement
semblable. Je fus appelé près d'une jeune fille de dix-huit ans
environ qui, dans un effort violent, avait éprouvé à la vulve
une vive douleur et y sentit tout d'un coup un poids inac-
coutumé ; une exploration par le toucher dut être faite et je
pus manifestement sentir le col utérin qui se trouvait comme
étranglé à l'orifice vulvaire ; la réduction de l'utérus nécessita
même un effort assez considérable. Ce qu'était devenue la
membrane hymen, je n'en sais rien, parce que ce n'était pas
le cas d'une exploration minutieuse à ce point de vue, mais
il est évident, qu'à moins de circonstances anatomiques bien
particulières, elle n'aura pas pu résister à l'effort.

L'expert doit donc, pesant rigoureusement dans sa mémoire

____

(1) *Medical jurisprudence*, 6e édit., p. 83.

et son expérience toutes les éventualités possibles, veiller scrupuleusement à ne pas rapporter à un viol ce qui appartient à un accident, et réciproquement, ne pas affirmer comme résultat d'un accident ce qui serait la conséquence d'un viol.

La membrane hymen étant examinée, l'expert étudie avec soin et mentionne avec exactitude les conditions qui établissent ou récusent l'existence des caroncules myrtiformes; le plus mince détail peut acquérir tout d'un coup une haute importance, car il ne faut pas oublier que le sens du rapport dirige souvent celui de l'instruction. Quand un médecin légiste a l'habitude de ces sortes d'affaires et qu'il a la confiance des magistrats d'un tribunal, il est impossible que son opinion n'imprime pas dans une certaine mesure une impulsion quelconque à l'enquête primitive. Or, les magistrats instructeurs, les magistrats qui composent la Cour, les membres du barreau, et souvent aussi, quelques membres du jury, ont trop souvent entendu parler de ces mots : caroncules myrtiformes, pour n'avoir pas sur leur situation, leur origine ou leur importance, une idée plus ou moins exacte. Il importe donc que l'expert ne se serve pas d'un pareil mot sans définir exactement ce qu'il entend par là dans l'espèce. La chose en vaut d'autant plus la peine qu'il y a sur ce point pour quelques esprits une sorte d'obscurité. « Les caroncules myrtiformes, » dit le docteur G. Tourdes (1), qui ont fait naître parmi les » médecins légistes autant de discussions que la membrane » hymen, mieux étudiées de nos jours, ont été ramenées à » plusieurs espèces. Les unes ne sont autre chose que la ter- » minaison des colonnes antérieures et postérieures du vagin, » les autres sont formées par quelques replis plus saillants qui » peuvent se retrouver derrière la membrane hymen, et enfin,

____

(1) *Thèse sur les appréciations des secours empruntés par la médecine légale à l'obstétricie.* 1838.

» ces éminences sont le résultat de la déchirure de la mem-
» brane dont ils représentent les lambeaux. ».Nous devons
faire remarquer ici que ces deux divisions principales sont
déjà données par Boyer dans la description anatomique qu'il
fait de ces caroncules.

Le docteur Conquest (1) insiste sur ce point qu'on peut
trouver les caroncules alors que l'hymen est encore à l'état
d'intégrité.

Le docteur Davis (2) note que la plus grande partie de la
circonférence qui forme la base de l'hymen, cette membrane
persistante ou rupturée, peut être remplie de caroncules de
différente origine. Il rapporte même l'observation d'une jeune
dame qui, bien que d'une réputation au-dessus du soupçon,
dut être, par suite de circonstances particulières, l'objet d'une
exploration médicale ; on apercevait à l'orifice du vagin, de
chaque côté et en contiguïté immédiate avec les caroncules,
débris de la membrane hymen, deux larges masses multifo-
liées et disposées par couches, de telle façon, qu'on ne pouvait échapper à l'idée d'une paire d'épaulettes.

Les épaulettes du docteur Davis ont toute l'apparence de
végétations auxquelles il ne faudrait pas donner le nom de
caroncules, et surtout de caroncules myrtiformes, mais toujours est-il que l'expert doit constater avec un soin scrupuleux la nature et la configuration de ces petites éminences,
dire si elles appartiennent à une sorte d'hypertrophie termi-
nale des colonnes du vagin, ou si elles sont réellement le résultat des débris de la membrane hymen se repliant sur eux-
mêmes.

Pour terminer ce qui a trait à la partie active en quelque
sorte des attentats aux mœurs, je veux dire deux mots d'une
question dont les auteurs anglais Guy, Beck, Trail, Taylor, etc.,

____

(1) *Outlines of midwifery*, p. 17.
(2) *Principles and practice of obstetric medicine*, p. 101.

se préoccupent beaucoup, et sur laquelle une réponse des auteurs français est rarement provoquée : celle de l'intromission. Il est vrai qu'en posant la question de viol, c'est indirectement celle d'intromission que sous-entendent les commissions rogatoires. Mais il y a une nuance de plus qu'indique certainement la législation anglaise et que discutent les experts anglais ; cette nuance est d'autant plus importante qu'elle se complique de la question de l'émission spermatique. Posséder une femme malgré sa volonté, c'est-à-dire non-seulement rompre la membrane hymen, si elle existe, mais encore et surtout pénétrer dans la cavité vaginale, voilà le viol.

Mais le viol n'existera pas moins que l'éjaculation spermatique ait ou n'ait pas lieu ; que comme conséquence, la grossesse se produise, ce qui ne saurait être et n'est plus en question, au moins comme possibilité ; il y aura là une circonstance encore aggravante sans doute, mais le magistrat, arrêtant moins souvent sa pensée sur ce point, dirige moins souvent en ce sens les recherches de l'expert ; en Angleterre, au contraire, là est une grande partie de la question, et, assurément, c'est un point dont la discussion offre quelque intérêt.

« Le viol, dit Guy (1), étant défini, la connaissance char-
» nelle d'une femme par violence et contre sa volonté, une
» question s'élève sur le sens de connaissance charnelle (*car-
» nal knowledge*). Cela implique-t-il la pénétration et l'émis-
» sion ou la pénétration seulement ? La loi (9 Geo. IV,
» cap. 34), ajoute-t-il, est explicite sur ce point : prouver
» l'intromission suffira pour établir le viol. Cette loi datait
» de 1828 ; mais trois ans ne s'étaient pas écoulés que la
» question était de nouveau mise en discussion et un accusé
» absous, parce que l'éjaculation ne put être démontrée. »

En France, l'intromission prouvée suffit pour constituer le viol, mais une autre difficulté apparaît ici sur le sens ou plu-

______

(1) *Forensick medicine*, 1844.

tôt la portée du mot intromission. Cela veut-il dire l'introduction de l'organe viril dans la cavité vaginale, ou seulement
entre les grandes lèvres ? A ce point du débat intervient dans
tous les auteurs anglais, l'histoire de 1771, où le juge, le
baron Gurney, sur la déposition faite par le chirurgien
Woollett, constatant que la membrane hymen avait été rompue récemment et qu'il n'y avait pas de doute que l'intromission n'ait eu lieu, prononce qu'il ne peut y avoir une intromission suffisante pour constituer le viol, tant que l'hymen
n'est pas rompu. Cette décision de l'éminent jurisconsulte ne
fut pas admise depuis, car dans le cas de Regina V. M'Rue,
on conclut : Il n'est pas nécessaire, pour constituer le crime,
que l'hymen soit rompu, pourvu que l'intromission soit clairement établie, mais quand ce qui est si près de l'orifice n'a
pas été rompu, il est très difficile d'en venir à une conclusion
assez absolue pour poser l'accusation du viol.

En allant plus avant dans la question, on trouve même hésitation et même incertitude en ce qui concerne l'émission
de la liqueur spermatique. Trail (1) rapporte que, selon lord
Coke, l'émission doit être prouvée, et récemment cela a été
maintenu comme essentiel par une majorité des douze juges
d'Angleterre. Toutefois, par une loi plus récente encore
(Geo. IV, c 31, § 18), l'émission spermatique n'est plus
considérée comme indispensable pour constituer le crime de
viol.

En France, ces questions de détails ne sont que bien rarement soulevées, et, en effet, il n'est pas absolument nécessaire de le faire. Dès que la rupture de l'hymen a été établie,
si les relations de stature entre coupable et victime le permettent, le viol est reconnu comme possible, et avec lui toutes
les conséquences d'intromission et d'éjaculation.

Si j'ai rapporté, un peu trop longuement peut-être, les

(1) *Medical jurisprudence*, 3ᵉ édit., 1858, p. 66.

hésitations, les incertitudes de la législation d'outre-Manche,
c'est pour prouver combien la nature si délicate et si complexe des attentats aux mœurs, là-bas comme ici, partout,
impose à l'expert de soins et d'attentions dans l'étude de
toutes ces questions. Elles sont par elles-mêmes si difficiles
à résoudre, qu'on ne doit pas s'étonner si leur jugement entraîne quelquefois des solutions contradictoires. Comme conclusion pratique, il résulte cependant de tout cela que si une
exploration des parties sexuelles de la femme pouvait être
faite presque immédiatement après l'attentat, ce serait le devoir de l'expert de chercher si sur les parois vaginales ou à
l'orifice du vagin, il trouvait des traces de liquide spermatique,
ou, dans le mucus vaginal soumis au microscope, des spermatozoïdes. Orfila (1) mentionne, à ce propos, un fait grave,
qui montre à quelle énormité de conclusion peut aboutir l'expert s'il procède avec une certaine légèreté. Appelé pour constater l'état des parties sexuelles d'une jeune fille âgée de
treize ans neuf mois, que l'on croyait avoir été violée neuf
jours auparavant, un médecin conclut que l'acte de la copulation avait été consommé, et il s'appuya, entre autres faits,
sur la présence d'une certaine quantité de sperme qu'il aurait
retirée du vagin. Cette fille avait, de plus, un écoulement
muqueux ; nul essai n'avait été tenté pour dire si le prétendu
sperme était réellement du sperme ou du mucus ; nulle observation non plus, chimique ou microscopique. Aussi Orfila
juge-t-il avec une grande sévérité la conduite de l'expert en
pareille circonstance.

Je n'insiste pas sur les autres signes de la défloration, état
des seins, couleur de la muqueuse vaginale, effacement plus
ou moins marqué des plis vaginaux. Ce sont là des points
trop bien élucidés partout pour qu'il soit nécessaire d'y revenir.

(1) *Médecine légale*, t. I, p. 155.

Il est toutefois une dernière considération que je ne veux pas oublier de mentionner, c'est celle qui a trait à l'anneau vulvaire. Il y a là une circonstance anatomique sur laquelle l'attention de l'expert devra soigneusement porter. Cet anneau vulvaire, dit M. Richet, est en réalité chez les vierges le principal, le véritable obstacle à l'introduction du pénis dans le vagin, et non pas seulement la membrane hymen ainsi qu'on le croit généralement. Cela est juste, assurément, si l'on en excepte ces membranes hymen à fibres si résistantes qui nécessitent une incision locale pour hâter et faciliter l'accouchement. Mais il n'est pas de praticien qui n'ait constaté combien cette constriction de l'anneau vulvaire acquiert de l'énergie en certaines circonstances. Chez une dame en proie à de violentes attaqués d'hystérie, un pessaire en caoutchouc à insufflation est si soudainement et si violemment comprimé, qu'il éclate quelquefois et est projeté violemment au dehors. L'expert devra chercher à se rendre compte du degré de résistance de cet anneau vulvaire, et le toucher chirurgical suffit à cette mission, parce que c'est surtout dans les cas où cette résistance est très considérable que les meurtrissures des parties génitales externes sont très prononcées et les déchirures plus fréquentes. Il faut se souvenir, d'ailleurs, que l'énergie de cet anneau vulvaire n'est pas toujours en raison de la prédominance du système musculaire, et qu'elle est souvent très considérable chez les femmes douées de ce qu'on appelait le tempérament nerveux.

De toutes ces considérations, la moins importante en apparence est en réalité d'un grand poids pour l'expert. Aussi ne doit-il rien négliger pour assurer le consciencieux succès de son enquête, en venant loyalement en aide à l'œuvre difficile de la justice.

V. — *L'expert ne saurait se prononcer avec trop de circonspec-
tion sur la nature des écoulements et des excroissances dont
les organes sexuels peuvent être le siége.*

Une des grandes difficultés de l'expertise, tous les praticiens
sont d'accord sur ce point, est de décider la véritable nature
de l'écoulement dont une enfant ou une jeune fille est atteinte.
On comprend en effet, qu'en ces circonstances le magistrat
attache une grande importance à la décision du médecin ;
l'expert ne saurait trop se mettre en garde contre les causes
d'erreur sans nombre qui peuvent venir égarer sa bonne foi.
Il y a une tendance générale, de laquelle il convient de se
défier, c'est celle de considérer tout inculpé comme coupable.
Il peut arriver qu'on ait à examiner un prévenu atteint
d'écoulement blennorrhagique, et pour peu que la plaignante
présente un écoulement ou même une apparence d'écoulement, on se sent irrésistiblement disposé à voir là une relation directe de cause à effet, et à prendre pour la vérité ce qui
peut n'être, à la rigueur, qu'une coïncidence malheureuse.
Il est évident, d'autre part, qu'il ne faut point abuser de la
possibilité de cette coïncidence, l'expertise médico-légale
deviendrait alors bientôt pour les coupables une véritable
échappatoire ; cela montre seulement que l'expert ne saurait
entourer ses conclusions de trop de prudence et de précautions.
Le plus généralement les victimes d'attentats aux mœurs
appartiennent à une classe où l'hygiène, dans toutes ses
règles, n'est rien moins que scrupuleusement observée ; il en
résulte que les organes sexuels sont le siége d'une grande
malpropreté qui entretient une irritation constante, laquelle
produit par elle-même une sorte d'écoulement plus ou moins
abondant, ou augmente et multiplie les chances d'écoulement
pathologique.
D'autre part, les attentats qui nous occupent sont le plus

souvent dirigés contre des enfants qui ne sont pas encore réglées, mais chez lesquelles le travail de la menstruation se prépare; que l'on joigne à ces conditions un tempérament lymphatique, une disposition toute naturelle à la chlorose, une nouriture le plus ordinairement grossière, et l'on aura des causes éminemment prédisposantes. Il n'y a donc pas de problème plus délicat pour le médecin légiste; car là il ne s'agit pas seulement d'une constatation purement matérielle; mais d'une question fort épineuse où quelque chose est véritablement abandonné à son jugement; presque à son arbitraire.

Il ne faut pas qu'il perde de vue que ce qu'on atteud de lui est surtout, s'il reconnaît et admet l'écoulement, d'en préciser la cause et d'en assigner l'origine. L'écoulement est-il le résultat d'une inflammation pure et simple? A quelles causes alors remonte cette inflammation? Est-il l'indice d'une affection syphilitique? Il y a là, non-seulement de redoutables difficultés pour le moment de la rédaction du rapport, mais encore pour la discussion en cour d'assises. Le plus souvent, dans le cas d'écoulement bien constaté, bien établi, l'expert reçoit la mission d'examiner comparativement les organes séxuels de l'accusé. Or, si l'expert prononce un peu rapidement que la victime est atteinte d'un écoulement *blennorrhagique*, et qu'il constate et précise que l'inculpé n'est actuellement atteint d'aucune affection de ce genre, il en résultera triomphalement pour la défense, qu'on ne saurait communiquer une maladie qu'on n'a pas: l'adage est là : *Nemo dat quod non habet*, et qu'en conséquence la victime étant réellement; ainsi que l'aura dit l'expert, atteinte d'un écoulement blennorrhagique, il faut chercher un coupable ailleurs que chez le prévenu. Certes, il vaudrait mieux pour l'expert contribuer à sauver vingt coupables que perdre un innocent; mais ce sont là des considérations dans lesquelles il n'a pas à entrer ; il ne saurait y avoir pour lui ni coupable, ni inno-

cent ; la question n'est pas là, elle est tout entière dans la
vérité que sa science doit mettre en lumière et que son
inattention ne doit pas altérer : il faut donc y regarder à deux
fois avant de donner mal à propos à un écoulement une nature et une cause virulentes qu'il n'a pas.

Je pense que dans certains cas, il est tellement difficile
que cela devient, pour ainsi dire, impossible à l'expert de se
prononcer, en toute certitude, sur la nature de l'écoulement.
La dixième conclusion du travail de M. Toulmouche (1) me
paraît dangereuse à ériger en principe, à savoir que les écoulements doivent être déclarés blennorrhagiques, si l'examen
comparatif des parties génitales de l'inculpé vient à en faire
découvrir un semblable à celui de la victime ou même un
plus ancien. Un principe aussi absolu, juste le plus souvent
dans son application, me paraît cependant dangereux à ériger
sous cette forme décisive, parce que l'autorité de M. Toulmouche sera considérable en la cause et qu'à leur insu
même, les magistrats se sentiront entraînés par un raisonne-
ment qui, rigoureusement logique pour les gens du monde,
ne sera dans certains cas que spécieux pour le médecin.

Or, en médecine légale surtout, il ne faut pas donner
comme loi absolue ce qui ne saurait s'appliquer à toutes les
circonstances ; il peut se faire, je le répète, que par une déplorable coïncidence, inculpé et victime soient atteints tous
deux, en dehors l'un de l'autre, d'un écoulement d'apparence
ou de réalité blennorrhagique ; qu'on apprécie dans ce cas
où peut conduire une conclusion trop absolue de l'expert.
Les chances d'erreur diminuent, si, l'inculpé étant atteint
d'une affection réellement syphilitique, la plaignante porte
des traces irrécusables de syphilis confirmée. Il est entendu
que dans un cas comme dans l'autre, il restera une grosse

(1) *Annales d'hygiène publique et de médecine légale*, 1856, 2ᵉ série,
t. VI, p. 143.

part à l'instruction qui, groupant les indices et les probabilités pris des conclusions de l'expert, en fera sortir la certitude judiciaire.

Incontestablement les écoulements vulvaires sont très fréquents chez les jeunes enfants, l'expert ne saurait le méconn-
aître. M. le professeur Tardieu, tout en admettant ce principe
que consacrent, dit-il, l'expérience et la pratique des médecins
d'hôpitaux d'enfants, semble incliner à penser qu'on en abuse
un peu : « Je suis convaincu, ajoute-t-il, pour l'avoir souvent
» vérifié moi-même, à l'occasion des missions de justice que
» j'avais à accomplir dans les hôpitaux, que des faits d'inflam-
» mations vulvaires réputés spontanés sont souvent en réalité
» consécutifs à des violences criminelles.» Je crains que cette
opinion de l'éminent professeur n'ait une influence dangereuse sur certains experts. Il n'est pas de médecin peut-être
qui n'ait rencontré dans sa pratique des cas dans lesquels des
parents étaient plongés dans une grande anxiété par la découverte d'un écoulement abondant sur leur petite fille ; or,
ces écoulements sont beaucoup plus fréquents qu'on ne
l'admet généralement. J'irai même plus loin et je ne craindrai
pas de dire, qu'à moins de ces lotions hygiéniques qu'on
n'applique, matin et soir, aux enfants que dans de trop rares
familles, en France au moins, la plupart des petites filles ont
de ces écoulements vulvaires ; s'ils ne sont pas assez abon-
dants pour qu'on y attire l'attention du médecin, ils sont
cependant essentiellement fâcheux pour la santé en ce sens
qu'ils deviennent le plus souvent le point de départ de mauvaises habitudes. Ces écoulements, à un jour et des circonstances donnés, peuvent, judiciairement parlant, acquérir
une grande importance.

Astley Cooper (1), si éminemment pratique, fait à cet égard
des réflexions trop caractéristiques pour les passer sous

____

(1) *Lectures on surgery.*

silence : « Il y a, dit-il à ses élèves, une circonstance sur
» laquelle je tiens particulièrement à insister, je veux parler
» de l'écoulement chez les petites filles, et j'espère qu'il n'y a
» personne ici ce soir qui ne sera fortement impressionné de
» l'importance de la question. Les enfants âgées d'un an et
» même moins, jusqu'à la puberté, sont fréquemment expo-
» sées à un écoulement purulent de la vulve, prenant son
» origine au-dessous du prépuce clitoridien. Les nymphes,
» l'origine du vagin et le méat urinaire sont en état d'inflam-
» mation et laissent suinter de la matière purulente. Le linge
» de lit en est imprégné. De temps en temps il arrive qu'une
» femme nerveuse s'alarme à cette découverte et qu'elle soup-
» çonne son enfant d'avoir mal agi ; elle va trouver un médecin
» qui, par malheur, peut ne pas connaître la maladie dont je
» parle et qui dira : Votre enfant a un écoulement. Je puis
» vous assurer que nombre de gens ont été pendus par suite
» d'un pareil malentendu. (En Angleterre, la mort par pen-
» daison punit le crime de viol.) Je vais vous dire ce qui
» arrive en pareille circonstance. La mère retourne chez elle
» et dit à l'enfant : Qui a joué avec vous? Qui vous a prise sur
» ses genoux récemment? L'enfant répond dans son inno-
» cence : Personne, mère, personne, je vous assure.

« La mère reprend alors : Oh ! ne me dites pas de pareils
» mensonges, je vous fouetterai, si vous continuez. Et alors
» l'enfant est amenée à confesser ce qui n'est jamais arrivé,
» pour se sauver du châtiment ; elle dit enfin : Un tel m'a
» prise sur ses genoux. L'individu est questionné et nie éner-
» giquement. Mais l'enfant, croyant aux menaces de sa
» mère, persiste dans son dire; l'homme est conduit en jus-
» tice ; un médecin qui ne connaît pas bien l'écoulement dont
» je parle, donne son témoignage, et l'homme est puni pour
» un crime qu'il n'a pas commis. La mère est persuadée, s'il y
» a une légère ulcération sur les parties génitales, que la vio-
» lence a été employée et un viol accompli. »

Astley Cooper cite ensuite une observation et termine ainsi :
» Je désire ardemment que cette sorte de maladie soit connue
» de tous ceux qui sont présents et que les remarques que
» j'ai faites puissent circuler dans tout le royaume. Quand
» une enfant présente cet écoulement, il y a une grande cha-
» leur dans les parties sexuelles et une légère inflammation.
» Celle-ci augmente quelquefois et va jusqu'à l'ulcération.
» Cette maladie se présente souvent chez les enfants au mo-
» ment où ils percent leurs dents. »

J'ai fait cette longue citation pour deux raisons, d'abord
parce que c'est une occasion pour moi de professer ma profonde admiration pour le génie et le merveilleux bon sens
pratique du grand chirurgien anglais; mais ensuite et surtout
parce que, sous la forme pittoresque d'une leçon, elle m'a
semblé souverainement instructive. Faudra-t-il, pour cela
seul que l'enfant est à une des époques de la dentition, se laisser aller à considérer comme résultat de la maladie ce qui
appartiendrait à la violence? Cela serait absurde et n'a pas
besoin d'être discuté. Du reste, Capuron (1) cite quelques
faits qui justifient parfaitement les idées d'Astley Cooper, auxquelles il serait dangereux cependant d'assigner une signification constamment absolue. L'expert, encore une fois, doit se
garer aussi bien d'un excès que de l'autre, aussi bien de voir
toujours dans ces écoulements des résultats de violences
que des résultats naturels; il y aurait là grand péril pour la
vérité. Toutes les fois donc que le médecin légiste rencontrera chez une enfant un écoulement quelconque, il devra discuter sévèrement le pour et le contre des probabilités, et son
diagnostic, lorsqu'il sera positif, devra dans son exposé se
dégager de toute expression douteuse et hésitante. Les commémoratifs puisés dans l'examen des parties et l'observation

____

(1) *La médecine légale relative à l'art des accouchements.* Paris, 1821,
p. 41 et 42.

exacte de l'état où elles sont, doivent généralement suffire à constituer des conclusions judicieuses.

Lorsque l'enfant a près d'une dizaine d'années, la difficulté, sans disparaître tout à fait, s'amoindrit cependant beaucoup déjà ; il est pour ces écoulements différentes conditions dont il faut tenir compte ; ainsi la plaignante peut avoir spontanément un écoulement qu'on attribuerait mal à propos à des violences coupables ; elle peut avoir en outre un écoulement que lui aurait, non pas communiqué, mais produit un individu qui ne serait porteur d'aucun écoulement blennorrhagique. Des violences, des froissements répétés ont pu être l'origine d'une inflammation qui se sera peut-être d'ailleurs entretenue, augmentée par la constitution ou la mauvaise hygiène de la victime.

Il est, dans d'autres circonstances, un écoulement propre à un état spécial de la femme, la grossesse, et qui ne reconnaîtrait pas pour cause directe la violence employée. Il est certain que si cet écoulement est avéré, comme provenant de la grossesse, il n'y aura pas à chercher à convaincre un inculpé d'un écoulement actuel ou ancien. Il conviendra cependant d'examiner ses parties sexuelles, parce que la constatation d'un écoulement blennorrhagique ou de traces de syphilis, peut avoir sa grande importance. L'écoulement symptomatique de la grossesse est d'autant plus utile à bien observer et à distinguer, que dans certains cas où ces écoulements revêtent les caractères aigus; le liquide présente souvent la couleur jaune verdâtre assez prononcée. M. le docteur Jacquemier (1) établit ces caractères en traitant de la leucorrhée des femmes enceintes.

Comme complication, au point de vue du diagnostic médico-légal, peut se présenter un phénomène sur lequel il importe de dire ici deux mots, j'entends les végétations des femmes

____

(1) *Manuel des accouchements*, Paris, 1846, t. I, p. 359.

grosses; trop souvent dans la pratique ordinaire on est disposé à regarder ces végétations comme des manifestations d'une diathèse syphilitique ; si le médecin est prudent comme thérapeutiste, quelle que soit au fond son opinion sur la nature du mal, cela a peu d'importance, mais on comprend que dans d'autres circonstances et alors qu'il faut absolument se prononcer sur l'origine de ces productions, il importe de donner à son jugement toute la rigueur qu'il comporte.

Un homme s'est rendu coupable d'un viol dont la conséquence a été la grossesse ; cette conséquence, comme possible, au temps où nous sommes ne supporte plus la discussion. La femme examinée, reconnue grosse, est atteinte d'un écoulement qu'on est disposé à regarder comme communiqué, de plus enfin, elle porte aux parties sexuelles de nombreuses végétations. Pour un expert inattentif il y a présomption d'une affection vénérienne compliquant la grossesse. Mais le prévenu est examiné, ses organes sexuels ne présentent aucune trace d'un écoulement ancien ou récent; il ne peut donc être coupable du viol pour lequel on le poursuit, car sans cela il se trouverait avoir communiqué une maladie qu'il n'avait pas. Il est évident que c'est là une arme dont la défense s'emparera avec habileté, et l'inattention ou l'ignorance de l'expert aura ainsi couvert ou protégé un coupable. Qu'on renverse les données de la question et c'est au contraire un innocent que l'ignorance du médecin légiste et de déplorables coïncidences auront fait condamner.

J'insiste sur cet ordre de faits, parce que l'attention des médecins qui prêtent leur concours à la justice n'est pas, selon moi, suffisamment éveillée sous ce rapport; j'en ai trouvé des preuves, inutiles à citer ici, dans ma pratique médico-légale.

Cullerier, un des premiers, sinon le premier, a insisté sur l'influence de la grossesse pour la production et l'évolution des végétations; dans un excellent travail sur le même sujet,

M. le docteur Thibierge (1) passe rapidement en revue l'historique de la question, citant l'opinion de Cullerier; l'intéressant mémoire de MM. Boys de Loury et Costilles (2), et la remarquable étude de M. Deville sur la vaginite granuleuse (3). Il est juste d'ajouter à cette liste madame Boivin, ne serait-ce que pour la phrase suivante, si caractéristique : « Le vagin semblait au toucher grenu de toutes parts, et quelquefois les granulations étaient dures, saillantes, presque aiguës, de manière à simuler des verrues ou des boutons miliaires; tout cela disparaissait spontanément après l'accouchement. » C'est ainsi que des bourgeons et d'autres excroissances se manifestent aux parties génitales de la femme pendant la grossesse, dit encore Capuron (4).

Il est donc de toute évidence que les végétations des femmes enceintes ne doivent pas, quand même et toujours, être considérées comme d'origine syphilitique, et cela est d'une extrême importance à établir pour et par le médecin légiste ; car toutes les fois qu'en cour d'assises il prononcera le mot si connu de végétation, il aura grand'peine à leur enlever, aux yeux de ceux qui n'ont pas de connaissances spéciales, le caractère syphilitique qui est loin de leur appartenir toujours.

A cette occasion, je veux citer une observation qui me paraît intéressante :

Obs. XIV. — Je soussigné, sur la commission rogatoire de M. Carré, juge d'instruction au tribunal de première instance, ai procédé à l'examen de la fille Al. R..., à l'effet de dire si l'écoulement dont elle est atteinte est le résultat de son état de grossesse, ou s'il est la conséquence de rapports avec un homme atteint de quelque mal vénérien, à l'effet enfin d'en constater la nature.

La fille Al. R.... a eu seize ans le 1er octobre 1859 ; elle est

(1) *Archives générales de médecine,* mai 1856.
(2) *Gazette médicale,* avril 1847.
(3) *Archives générales de médecine,* 1844.
(4) *Aphrodisiographie ou Tableau de la maladie vénérienne.* Paris, 1807, in-8, p. 141.

grosse de six à sept mois environ, ainsi que l'établissent les signes caractéristiques tirés de l'examen de l'utérus ; d'une constitution éminemment lymphatique, elle paraît indolente de sa nature et douée d'une initiative peu énergique. En examinant les parties génitales, on remarque que les grandes lèvres notablement gonflées sont à la partie supérieure surtout en contact immédiat par leur face interne. De la fente vulvaire on voit filtrer un liquide mucoso-purulent assez abondant, de couleur à la fois opaline et verdâtre ; au-dessous du pli des aines, à la partie supérieure et un peu interne des cuisses, on remarque une sorte d'intertrigo, c'est-à-dire des rougeurs ou même de légères érosions de la peau évidemment produites et entretenues par l'action corrosive du muco-pus qui s'échappe de la vulve. Si l'on écarte les grandes lèvres, on constate que toute la surface vulvaire est baignée de ce muco-pus. A l'orifice vaginal on aperçoit une languette circulaire encore assez régulière, quoique interrompue par places et constituant ce qui reste de la membrane hymen ; si on porte le doigt au delà de cette languette, à droite, on sent et on voit un appendice du volume du petit doigt environ, à contours irréguliers. En touchant sur tous les points la périphérie de cet appendice, on perçoit de nombreuses rugosités. En introduisant le doigt dans la cavité vaginale pour pratiquer le toucher, on sent très distinctement les plis saillants de la muqueuse et d'espace en espace sur cette muqueuse des granulations plus ou moins prononcées. L'appendice que j'ai signalé plus haut et les granulations que je mentionne sont évidemment des végétations à un degré différent d'évolution ; nulle part on ne constate d'ulcérations ou de traces d'ulcérations.

Évidemment donc la fille Al. R... est grosse, au terme approximatif de six à sept mois ; évidemment aussi elle est atteinte d'un écoulement mucoso-purulent qui réclamait et réclame des soins hygiéniques qu'elle ne prend pas ou qu'elle prend mal. Enfin elle est de plus atteinte de ces productions parasites dites végétations qui se remarquent surtout à droite de l'orifice vaginal et tendent à encombrer la cavité du vagin.

« La fille R... est-elle sous le coup d'une affection syphilitique ? Rien ne saurait le démontrer ; elle ne présente aucun des symptômes qui se rattachent à la manifestation de la syphilis : ni affections spéciales de la peau, ni ulcérations, ni engorgements spécifiques. Est-elle atteinte d'une blennorrhagie simple qu'on lui aurait communiquée ? Ce serait à la rigueur possible, mais elle est grosse et grosse de six à sept mois, ce qui explique parfaitement la production de cette leucorrhée abondante de couleur lactescente et jaune-verdâtre ; elle a des granulations végétantes qu'on ne saurait en la circonstance rattacher à une affection syphilitique ou blennorrhagique, mais qui s'expliquent parfaitement par l'état de grossesse d'une part, et de l'autre par la constitution de la jeune fille et sa malpropreté incon-, testable. La muqueuse vaginale enfin présente des plis nombreux et saillants qui, conservant la matière purulente, l'entretiennent et l'augmentent. — Leur peu d'effacement prouve que l'acte vénérien n'a pas dû être très fréquemment exercé. — Toutes ces raisons qui me paraissent fortement concluantes, me conduisent à cette conviction profonde que, chez Al. R..., l'écoulement dont elle souffre procède de sa constitution lymphatique, comme cause prédisposante d'une part, ensuite et surtout de son état de grossesse comme cause prin- cipale et prédominante, et enfin d'une hygiène, sinon tout à fait nulle, au moins incomplète et inefficace. (Janvier 1860.)

" Que de circonstances peuvent donner lieu à des assertions erronées de la part de l'expert ! On ne saurait trop insister sur ces altérations des follicules sébacés et pilifères de la vulve ; si l'on y prête une sérieuse attention, on est tenté tout d'abord de rapporter à des manifestations vénériennes, ce qui appar- tient, la plupart du temps, à un défaut de soins ou à une hygiène inintelligente. L'expert doit redoubler d'attention pour ne point attribuer à la syphilis des lésions qui ne sont autres que l'inflammation et l'hypersécrétion des follicules vulvaires, ou dans quelques cas, ces exdermoptoses follicu- laires, dont M. Huguier (1) a si bien fait l'histoire.

Il est également important d'avoir bien présent à l'esprit les nombreuses affections qui peuvent atteindre cette glande vulvo-vaginale, dite prostate de Bartholin : hypersécrétion simple, hypersécrétion mucoso-purulente, engorgement ou in- flammation chronique, induration ou dégénérescence fibreuse, abcès du parenchyme de la glande, kystes de l'appareil tout entier. C'est encore dans un remarquable travail de M. Huguier (2), qu'on trouvera les renseignements les plus complets et les plus intéressants sur cette glande et ses mala-

(1) *Mémoire sur les maladies des appareils sécréteurs des organes génitaux externes de la femme* (*Mémoires de l'Académie de médecine.* Paris, 1850, t. XV, in-4).

(2) *Annales des sciences naturelles*, 3e série, t. XIII, p. 255.

dies, ne perdant pas de vue, bien entendu, les rapports que
cette pathologie spéciale conserve avec la médecine légale.

En ce qui concerne la distinction réelle entre la simple inflammation vulvaire et la blennorrhagie spéciale, l'expert ne
devra s'avancer qu'avec une exquise réserve ; il aura dû lire
et relire préalablement les pages où M. le professeur Tardieu
traite de cette question. Il y aura rencontré, citées avec justice, comme étant d'un grand poids, les paroles suivantes de
M. Ricord : « Il est un signe qui, sans être incontestable, a une
» grande valeur pour prouver qu'un écoulement a été trans-
» mis, c'est lorsque l'écoulement a pour siége l'urèthre. »
C'est toutefois pour le médecin légiste un devoir de mettre à
côté de ces paroles le passage suivant de Vidal, de Cassis (1) :
« Des relevés faits sur une grande échelle constatent que chez
» les filles publiques, qui par métier s'exposent à l'infection,
» la blennorrhagie uréthrale est très rare.»

Reste enfin à mentionner, comme étant d'une utilité capitale pour le médecin légiste, le travail du si regrettable
docteur Legendre, sur l'herpès de la vulve (2) : « Que par
» exemple, dit-il, à la suite des violences inséparables d'une
» tentative de viol ou de sa perpétration, il se développe des
» accidents éruptifs ou ulcéreux à la vulve, ne serait-il pas
» de la plus haute importance pour la malade, que la nature
» véritable des accidents dont elle est atteinte soit bien dé-
» terminée? »

Puis plus loin, page 174, il ajoute: « Je sais qu'à l'aide
» d'un traitement sagement administré on peut, en général,
» débarrasser de la syphilis la personne à la fois violée et
» infectée. Cependant il est de ces cas réfractaires à l'em-
» ploi des remèdes, sans compter qu'on ne peut jamais assurer
» d'une manière absolue qu'ultérieurement il ne se dévelop-

____

(1) *Maladies vénériennes.* Paris, 1855, in-8, 2ᵉ édit., p. 174.
(2) *Archives générales de médecine*, 1853, p. 171.

» pera pas d'accidents secondaires ou tertiaires; par conséquent
» il est tout à fait différent, pour la victime, de se savoir
» atteinte d'accidents syphilitiques, ou bien seulement d'ul-
» cérations non spécifiques, ayant succédé à un simple herpès
» de la vulve. Quand le médecin est appelé à formuler devant
» les magistrats son opinion sur la nature des ulcérations qui
» se sont manifestées quelques jours après la tentative de
» viol, il est de la plus haute importance que l'homme de
» l'art ne commette pas une erreur dont on comprend toute
» la portée. »

La première observation du travail de M. Legendre est, à
toute espèce de titre, excessivement intéressante ; il s'agit d'un
écoulement purulent vulvo-vaginal et d'un herpès très étendu
survenant à la suite d'une tentative de viol, excercé par un
individu atteint de blennorrhagie ; nulles circonstances ne
peuvent offrir plus d'intérêt au point de vue de la difficulté
du diagnostic médico-légal. Il faut lire, dans le texte même,
cette observation, qui doit être profondément imprimée dans
la mémoire de tout praticien qui s'occupe de médecine légale.
On y voit comment M. Legendre pratique des inoculations
sans scrupule, considérant comme sans inconvénient de
donner quatre chancres de plus à un malade qui en aurait
déjà 30 à 40, et cela en comparaison des avantages qui pourraient résulter pour le diagnostic, le pronostic, le traitement
et aussi sous le rapport médico-légal, de la non-réussite des
inoculations.

Assurément cette pratique est saine et bonne, mais sera-t-
elle toujours applicable pour l'expert ? Je ne le pense pas ; il
y aura vingt motifs et des plus puissants, qui s'opposeront à
ce qu'il prenne cette mesure. Il ne faut pas oublier que
c'est dans son service, comme médecin d'hôpital, qu'agissait
le docteur Legendre et non en vertu d'une délégation judiciaire. Certes, scientifiquement parlant, il a bien agi, mais à
moins de conditions toutes spéciales, il y aurait peut-être

quelque inconvénient pour le premier expert venu à imiter cet exemple.

Je ne puis quitter ce sujet sans insister encore sur les remarques si pratiques faites dans le travail que je viens de mentionner, à propos du mode de transformations de l'herpès de la vulve, qu'il est si important de bien connaître pour le distinguer des tubercules plats avec lesquels il a quelque ressemblance. Dans cet excellent mémoire, on trouve enfin établi d'une manière solide et pratique, le diagnostic de ce même herpès de la vulve avec les végétations commençantes quand elles affectent une forme arrondie, l'hypertrophie des glandes sébacées (exdermoptosis de M. Huguier, *molluscum* de M. Caillault), les chancres primitifs non indurés et les tubercules plats.

Parmi les trop nombreux reproches qu'on pourrait adresser au présent travail que j'ai entrepris, on lui fera certainement celui de l'abus des citations. Je déclare que c'est là un reproche qui me trouvera peu sensible. Le pis qui puisse arriver pour un travail de médecine légale, est d'être une œuvre d'imagination. Ce que j'ai voulu faire, c'est simplemnt réunir autour de quelques idées personnelles, ce qui peut être utile aux médecins légistes et les aider dans leur difficile et ingrat ministère.

En résumé donc, pour la question qui fait l'objet de ce chapitre, l'homme de l'art ne se prononcera qu'avec la plus scrupuleuse réserve sur la nature des écoulements qu'il aura constatés, ou des végétations et productions de toute nature qui se seront présentées à son observation, et lorsqu'il aura cru pouvoir prendre des conclusions affirmatives, il devra les étayer d'arguments solides et véritablement probatoires.

VI. — *Avant d'arrêter ses conclusions, on ne saurait trop peser les motifs qui en seront la base; cela n'est nulle part plus né= cessaire que dans cette catégorie des attentats aux mœurs qui comprend la sodomie et la pédérastie.*

Des questions ont été faites ou non à la victime suivant les habitudes et la conscience de l'expert; les commémoratifs sont puisés dans l'ordre moral et surtout, selon moi, l'état physique; l'examen de la plaignante est terminé, le médecin légiste se recueille. Très souvent, sinon toujours, les personnes présentes lui demanderont ce qu'il pense des constatations qu'il vient de faire. La réponse est toute simple lorsque la question est posée par quelqu'un qui n'a rien à y voir; l'expert à qui son titre de médecin et sa position judiciaire en quelque sorte imposent un double devoir de discrétion, ne rend de comptes à personne qu'aux magistrats. Dans certains cas, s'il est seul, vis-à-vis de circonstances embarrassantes, il pourra prendre le temps de réfléchir en toute maturité à ses conclu= sions, mais si, suivant l'expression consacrée, il a fait un transport avec le ministère public et le juge d'instruction, pour peu que l'affaire soit importante, les magistrats l'inter= rogeront immédiatement, séance tenante, s'appuyant de son opinion pour imprimer telle ou telle direction à l'enquête. Avec quelle prudence, quelle réserve il doit répondre! La moindre de ses paroles, qu'il le sache et s'en souvienne avant tout, peut avoir une immense portée; un mot de lui, inter= prété, commenté, peut décider de la liberté d'un prévenu Cela ne doit pas arrêter le médecin, mais cela doit l'avertir de peser plus que jamais chacune de ses paroles et de lui donner rigoureusement toute sa valeur.

La membrane hymen est rompue, soit; il y a des traces de violence, soit encore; mais n'y a-t-il pas différentes manières de rompre la membrane hymen? N'y a-t-il pas différentes

causes, plausibles toutes peut-être, à assigner aux violences?
Quel est le médecin légiste qui n'a pas rencontré de ces lésions
commises par les plaignants sur eux-mêmes? Combien de
malheureux, dans des intérêts divers, se sont fait, à eux-
mêmes, des blessures de tout genre? Le médecin doit donc
avant tout se défier de l'impétuosité du premier mouvement.
Certes il n'est pas d'honnête homme qui ne se sente assez fort
pour revenir spontanément sur l'erreur qui aura résulté pour lui
d'une première impression, mais, quoiqu'en cette circonstance
ce soit un devoir imprescriptible, irrésistible, il faut tout faire
pour éviter cette fâcheuse nécessité qui engendre tant de pé-
nibles conséquences! Je ne parle pas de la confiance des magistrats qui s'ébranle, ce n'est là qu'un malheur personnel,
j'entends surtout la fausse direction qu'on a imprimée aux
investigations judiciaires.

Comment la rupture de la membrane hymen a-t-elle été
produite, c'est là la grosse question qui est au fond de toutes
les accusations de viol. Or, si par cela seul que l'expert constate cette rupture, récente ou non, il conclut d'emblée à la
tentative de viol ou au viol, sa conclusion pourra de temps
en temps se trouver singulièrement erronée. Le médecin
légiste ne peut décider, dit M. Toulmouche, puisqu'il reste
étranger à l'instruction qui s'est faite ou se fera, si le corps
introduit avec violence dans le vagin et qui a opéré la défloration était la verge, le doigt, un étui ou un morceau de bois
arrondi, etc.; mais il doit se borner à énoncer le fait de la
défloration, laissant au ministère public à découvrir la nature
réelle de la cause physique qui l'a produite.

Je suis de ceux qui demandent au médecin légiste une
grande sobriété de conclusions; il y a cependant telle ou telle
circonstance qui lui permettra d'assigner à telle ou telle présomption plus ou moins de probabilité, ce sera alors dans ce
cas une nécessité de développer complétement sa pensée. Il ne
s'agit pas, bien entendu, de ces assertions gratuitement hasar-

dées qui peuvent dangereusement, dans un sens ou l'autre, porter coup à l'audience. Il est juste que les magistrats insistent
sur les caractères différentiels de la rupture de la membrane
hymen par le membre viril ou un corps étranger quelconque;
c'est évidemment leur devoir de demander à la science, si
elle n'a pas un critérium certain qui caractérise les origines
des violences. Dans une affaire de viol où j'étais consulté par
le juge d'instruction sur les conclusions d'un expert, j'eus le
regret d'être obligé de confesser que je les trouvais trop absolues. La rupture de l'hymen était constatée avec des violences
caractéristiques, inflammation de l'appareil vulvaire, écoulement, déchirure de la fourchette, et l'expert concluait à un
viol commis exclusivement par le membre viril. Sur un supplément d'enquête réclamé par le magistrat, l'expert répon-
dit que, lorsque la rupture de l'hymen était produite par
l'introduction d'un doigt coupable et brutal, les lésions qui en
résultaient n'étaient pas si complétement dessinées, que dans
cette circonstance la rupture de la fourchette ne saurait exister. C'est assurément une grave erreur, et M. Tardieu l'établit
nettement lorsqu'en parlant des brutalités qui, autres que
l'approche sexuelle, peuvent avoir pour effet la perforation
de l'hymen sans tentative d'intromission, il ajoute : « C'est ce
qu'a très bien vu M. Toulmouche en faisant remarquer que
dans les campagnes, souvent l'introduction brutale des doigts
déchirait l'hymen et la fourchette (1). »

Bien certainement, dans les conclusions examinées, l'on
peut n'avoir en vue que les lésions qu'entraînent de coupables manœuvres faites par une femme sur elle-même; il est
évident qu'il faut des conditions exceptionnelles, ivresse, aliénation mentale, etc., pour déterminer sur soi les ruptures ou
déchirures qui accompagnent presque toujours le viol; mais
il n'en est plus ainsi dans ces conditions que rapporte

____

(1) *Loc. cit.*, p. 630.

M. Toulmouche, et c'est ce dont l'expert devra toujours conserver mémoire et grand compte.

Rien de ce qui est possible ne doit échapper au médecin
légiste, rien surtout de ce qui peut apporter quelque lumière
sur la question difficile de tout à l'heure. Il arrive rarement
qu'on ait, au point de vue de ce diagnostic différentiel, à
constater les abcès et les kystes de la glande vulvo-vaginale ;
on doit cependant se tenir pour averti de leur possibilité.
L'onanisme, des efforts réitérés et efficaces, soit pour tenter
ou consommer le viol , l'introduction réitérée d'un corps dur
dans les parties sexuelles, sont autant de causes qui appartiennent au domaine de la médecine légale ; la grossesse est
également une cause possible de ces kystes et abcès vulvaires.
Or, une femme grosse étant victime d'un viol, il faudrait
prudemment séparer ce qui reviendrait aux violences de ce
qui revient à la congestion suite de la grossesse ; toutefois les
efforts du viol ne sont généralement pas assez répétés pour
produire ces abcès de la glande vulvo-vaginale, et lorsque
le médecin légiste les constate d'une manière bien avérée, il
peut y avoir là pour lui une présomption de plus que les
violences ont été déterminées par des froissements autres que
ceux du membre viril, simple présomption, cela va sans dire,
qui s'infirmerait ou emprunterait du crédit par les circonstances accessoires et les commémoratifs.

Un autre ordre d'idées peut conduire à l'hypothèse ration-
nelle que les accidents ont été produits plutôt par des violences étrangères à l'action du membre viril que par cette
action même; lorsqu'on trouvera peu marquées les violences,
comme rupture de la membrane hymen, déchirure de la
fourchette, froissements des tissus, on sera plus naturellement amené à supposer que toutes ces lésions peuvent être
le résultat de mauvaises habitudes ou de coupables manœuvres basées sur d'infâmes spéculations. Fodéré l'a dit avec
un grand bon sens. Quel que soit leur intérêt, les femmes

sont assez peu disposées à produire ou laisser produire volontairement des lésions graves sur elles-mêmes ; si, de plus, on constate des violences spécialement localisées aux organes sexuels, il y aura présomption plus forte que des corps étrangers ou le doigt, brutalement maniés, auront pu les déterminer; si enfin, à ces lésions spéciales aux organes sexuels, on ajoute les meurtrissures sur les seins, les poignets, les cuisses, etc., si l'on ajoute encore à tout cela des excoriations, des égratignures qu'on remarque sur le prévenu, la coïncidence d'écoulements purulents de nature simple ou syphilitique, on arrivera légitimement à la présomption de tentative de viol ou au viol lui-même.

Je veux citer à l'appui une observation qui relate des circonstances presque analogues à celles mentionnées plus haut.

Obs. XV. — Je soussigné, docteur en médecine, ai procédé selon la commission rogatoire de M. Carré, juge d'instruction au tribunal de première instance qui précisait ainsi ma mission :

Attendu que la jeune S... persiste à déclarer que la défloration dont elle a été victime le 18 décembre 1859 est le résultat de l'introduction dans ses parties sexuelles d'un doigt de L...., qu'en effet l'inculpé l'a attirée en arrière sur ses genoux, l'y a fait asseoir et dans cette position lui a passé la main droite sous ses jupons et lui a introduit un doigt dans les parties sexuelles, ce qui l'a piquée et lui a fait beaucoup de mal ; qu'il y a lieu de rechercher si les désordres constatés sur la fille S... ont pu être le résultat de l'introduction du doigt aussi bien que du membre viril.

Commettons M. le docteur L. P., lequel, serment préalablement prêté entre nos mains, visitera L..., détenu à la maison d'arrêt de Versailles pour constater la conformation de sa main droite et donnera son avis sur la question suivante :

Existe-t-il entre la défloration produite par le doigt et celle produite par le membre viril des caractères différentiels assez certains pour qu'on puisse affirmer qu'elle ait été le résultat de l'introduction du doigt, ou du membre viril ou d'un corps étranger quelconque ?

.. A cette commission rogatoire étaient annexés trois rapports de M. le docteur Laplanche, portant sur la constatation de l'état de la jeune Suzanne et les lésions de ses parties sexuelles.

Dans son premier rapport en date du 11 janvier 1860, M. le docteur Laplanche constate que de ses recherches résulte :

1° La présence d'un écoulement purulent des plus intenses par les parties sexuelles de la jeune S..., lesquelles étaient flétries et l'ouverture d'une grandeur au delà de l'état normal. Cette matière était épaisse et verdâtre, conséquence de l'inflammation violente qui existait.

2° En écartant les grandes lèvres de la vulve, on remarquait quelques lambeaux encore rouges de sang provenant de la membrane virginale ; la fosse naviculaire déformée par la rupture de la fourchette, les grandes et petites lèvres fortement tuméfiées étaient accolées, réunies par du pus.

Dans son troisième rapport en date du 22 janvier 1860, M. le docteur Laplanche, après la visite de l'inculpé L..., arrive aux conclusions suivantes :

1° Chez L... le membre viril est d'une longueur et d'un volume très ordinaire ; conséquemment, vu la disproportion qui existe entre cet organe et ceux de la jeune S..., les lésions remarquées et décrites dans notre premier rapport ont pu être déterminées par L...

2° La défloration produite par le doigt ne donne pas de lésions aussi caractérisées que celles que nous avons rencontrées chez S..., et les désordres auraient été d'une intensité moins grande, le délabrement des parties moins marqué, conséquemment la configuration tout autre qu'elle ne s'est présentée à nous.

Comme corollaire de ce rapport, sur plus amples explications demandées, M. le docteur Laplanche ajoute : Quoique notre conviction soit bien arrêtée, nous ne croyons pourtant pas pouvoir dire *à priori* que le doigt ou autre chose n'eût pu produire les désordres qui ont été remarqués.

J'ai cru devoir extraire des rapports qui m'ont été communiqués les conclusions qui peuvent avoir directement trait à la question qui m'est posée; mon opinion devra porter sur trois points :

1° Existe-t-il entre la défloration produite par le doigt et celle produite par le membre viril des caractères différentiels assez certains pour que l'on puisse affirmer qu'elle ait été le résultat de l'introduction du doigt ou du membre viril ou d'un corps étranger quelconque?

2° Des lésions telles que celles mentionnées dans les rapports de M. le docteur Laplanche, peuvent-elles être aussi bien le résultat de l'introduction du doigt que celui de l'introduction du membre viril ?

3° En admettant que le doigt puisse produire des lésions telles que les a constatées le docteur Laplanche, le doigt du sieur L... pourrait-il avoir été l'instrument des désordres commis?

La première question est une des plus difficiles à résoudre en ce qui concerne les attentats aux mœurs. En effet, il n'existe pas de caractères différentiels assez tranchés pour permettre d'affirmer, sans crainte de se tromper, que des violences exercées ont été le résultat de l'introduction du doigt ou du membre viril, ou d'un corps étranger quelconque. Toutefois l'observation de certains signes créera des présomptions déjà assez fortes par elles-mêmes et qui se fortifiant davantage par les investigations de l'instruction, pourront en certaines circonstances s'élever jusqu'à la certitude.

Me plaçant au point de vue particulier qui motive ce rapport, c'est-à-dire celui d'une défloration qui n'existe pas encore, je discuterai trois cas qui peuvent se présenter :

1° Une enfant ou une fille, par suite des honteuses manœuvres de l'onanisme, pour se procurer de coupables jouissances ou pour produire sur elle-même des lésions dont elle voudra, dans un but de chantage par exemple, se servir plus tard, se sera introduit dans les parties sexuelles le doigt ou un corps étranger quelconque. Il est certain que dans ces différentes hypothèses, bien que la défloration puisse exister matériellement par suite de la rupture de l'hymen, on n'observera que bien rarement, sinon jamais, des lésions considérables, telles que rupture de la fourchette (commissure postérieure des grandes lèvres de la vulve) et déformation consécutive de la fosse naviculaire (enfoncement qui se trouve à l'entrée du vagin en arrière de la bride membraneuse qui unit inférieurement les grandes lèvres). On n'observera jamais, en outre, ces froissements, ces contusions, ces ecchymoses si caractéristiques dans le viol.

2° Une enfant ou une fille aura été victime d'une aggression qui a violemment introduit dans ses parties sexuelles soit un doigt brutal, soit un corps étranger d'une nature quelconque. Ici l'on se rapproche évidemment de ce qu'on observe dans le viol, non-seulement la membrane hymen pourra être rompue, mais encore la fourchette et conséquemment la fosse naviculaire déformée. M. Toulmouche, dans un travail sur le viol (1), en rapporte des exemples. Mais dans ces circonstances, on ne rencontre que bien rarement les meurtrissures caractéristiques des seins, du pénil (éminence au-dessus de la vulve), des grandes lèvres, de la face antérieure et interne des cuisses.

3° Une fille aura été victime d'un viol consommé par l'introduction du membre viril, il y aura non-seulement rupture de la membrane hymen, mais le plus souvent encore rupture de la fourchette ; ces lésions, toutefois, s'accompagneront toujours d'autres signes caractéristiques, tels que rougeurs inflammatoires généralement très intenses et spécialement localisées, meurtrissures, contusions, ecchymoses plus ou moins accusées.

(1) *Annales d'hygiène publique.* Paris, 1856, 2ᵉ série, t. VI, in-8, p. 100.

S'il s'agit d'une enfant, comme par suite de l'ignorance où elle est de l'acte qui va se commettre sur elle, aussi bien que par sa force moindre, elle opposera une résistance moins énergique, on pourra constater sans les ecchymoses et contusions précitées, une défloration plus ou moins complète ; mais si toutefois une disproportion très considérable existe entre les organes génitaux de l'enfant et ceux de son assaillant, la défloration et ses conséquences auront donné lieu à de telles manifestations de douleur et à de tels désordres, que l'expression des révélations de l'enfant permettra certainement de porter une juste appréciation sur les faits qui se seront accomplis.

En résumé donc, s'il s'agit d'une fille adulte la plupart du temps, lorsque la rupture de la membrane hymen compliquée de la rupture de la fourchette, aura été produite par l'introduction du membre viril, elle s'accompagnera de violences laissant des indices accusateurs, tels que meurtrissures des seins, des poignets, du pénil et des cuisses. Ces signes accessoires manquent le plus souvent, sinon toujours, quand la rupture de l'hymen aura été provoquée par des corps étrangers ou le doigt. D'autre part, on comprend parfaitement comme M. Toulmouche, entre autres, en rapporte des exemples, qu'un doigt brutal introduit dans les parties sexuelles puisse, sans laisser les traces accusatrices mentionnées plus haut, rompre l'hymen et la fourchette ; les investigations de l'instruction auront dans ce cas une importance décisive,

S'il s'agit d'une enfant dont la résistance presque nulle permet que le viol s'accomplisse sans laisser, comme sur l'adulte, des traces de violences, lorsque le viol aura été accompli par l'introduction du membre viril, la distension organique qui en résultera, les déchirures profondes qu'on remarquera, l'inflammation considérable qui en sera la conséquence, seront autant de signes caractéristiques.

Lorsque la rupture de l'hymen, voire même de la fourchette, existera sans s'accompagner des signes de la dilatation forcée de la cavité vaginale, les lésions, bien qu'à qeu près les mêmes que dans le cas précédent, mais d'un degré moindre, donneront toute probabilité à cette présomption, que le doigt introduit ou retiré brutalement aura suffi à produire tout le mal.

L'introduction brutale du doigt peut parfaitement rendre compte des lésions observées chez la jeune S..., et, dans le cas particulier, il semble même y avoir plus de probabilités pour cette dernière cause que pour l'introduction du membre viril ; en effet, la disproportion des organes sexuels entre la victime et l'assaillant, disproportion constatée par l'expert, rend cette introduction peu probable, les lésions se bornant à celles mentionnées dans le rapport et ayant été notées le 11 janvier 1860, alors que le crime aurait été commis le 18 décembre 1859.

Le sieur L. est un homme assez grand, dont les mains, aux doigts longs et un peu effilés, ne présentent aucune aukylose ou cicatrice qui en puisse entraver ou gêner les mouvements ; la main droite peut en toute liberté plier et redresser les doigts, et il est parfaitement admissible qu'un des doigts de cette main s'introduisant dans les organes sexuels d'une enfant, puisse y déterminer des désordres tels qu'on en remarquait chez la jeune S...

Quand les magistrats, dans l'instruction, adressent à l'expert des questions qui portent sur des points délicats à éclaircir, bien qu'il en coûte à ce dernier de ne point répondre catégoriquement, sur l'heure pour ainsi dire, au magistrat qui l'interroge, il vaut mieux, s'il croit avoir besoin de temps et de réflexions pour asseoir définitivement son jugement, ajourner ses conclusions ; cela vaudra mieux dans l'intérêt de la vérité, dans l'intérêt de la saine administration de la justice, comme pour la réputation même, tant de la médecine légale que du médecin légiste.

Là surtout, ou avant d'arrêter un avis, on a besoin de prudence et de réserve, c'est quand il s'agit de ces abominables turpitudes des pédérastes. Il faut bien se souvenir qu'une seule parole accusatrice du médecin suffira à flétrir un homme, que l'accusation soit plus tard soutenue ou abandonnée; rien que le soupçon, la possibilité d'une semblable accusation est une note d'infamie; c'est surtout le médecin légiste qui n'exerce pas dans un ressort très étendu, qui doit redoubler de soin et de sévérité d'examen. La partie de la remarquable étude de M. le professeur Tardieu qui traite de la pédérastie(1) doit être pour les questions difficiles le *Vade mecum* de l'expert. Je ne saurais pour ma part citer beaucoup d'observateurs de ce genre ; cependant, parmi le petit nombre de celles

(1) *Étude médico-légale sur les attentats aux mœurs*, 3ᵉ partie (*Annales d'hygiène publique*, Paris, 1858, t. IX, p. 137).—3ᵉ édition, Paris, 1859, in-8, p. 119.

que j'ai recueillies, je tiens à mentionner les suivantes, comme
m'ayant paru de conclusion épineuse, tant à cause de la position sociale des individus incriminés que du peu de certitude des caractères physiques observés.

Obs. XVI. — Je soussigné, médecin adjoint de l'hospice civil de
Versailles, sur la commission rogatoire de M. Larnac, juge d'instruction au tribunal de première instance, après serment préalablement prêté, me suis transporté à la maison de justice à l'effet de
procéder à l'examen du sieur T..., inculpé d'attentat à la pudeur avec
violence sur la personne d'An. M..., de constater l'état des parties
génitales de l'inculpé et de rechercher si elles présentent des
indices d'habitudes de masturbation ; quel en serait le caractère et à
quelle époque remonteraient ces habitudes. ·

Le sieur L..., âgé de quarante-quatre ans, est de stature moyenne,
d'une constitution sèche et nerveuse. Son visage est osseux et
maigre ; ses yeux assez largement écartés l'un de l'autre sont cer-
clés de noir ; sa bouche est pâteuse, ce qui rend assez difficile et
pénible l'articulation des sons, ses traits sont fatigués, mais sa barbe
n'est pas faite, et le sieur T... brusquement enlevé à une position
sociale respectable est sous le coup d'une accusation qui tend à le
noter d'infamie.

Il se défend énergiquement des habitudes de masturbation qu'on
lui prête ; il sait, dit-il, que chez les individus atteints de cette fu-
neste passion, le membre viril est toujours augmenté de volume,
que l'extrémité du gland est généralement libre et découverte. Il a
observé que chez les petits enfants vêtus souvent de façon à rendre
cette observation facile, on peut à ces caractères reconnaître ceux
qui ont la fâcheuse précocité des mauvaises habitudes. Il affirme
enfin et jure même spontanément devant Dieu, qu'il ne s'est jamais
masturbé et il arguë, comme preuve, de l'état de ses parties sexuelles.

En effet, chez le sieur T... le membre viril ne présente qu'un
développement normal en rapport régulier avec la stature. La verge
est plutôt petite que grande, plutôt courte et ramassée sur elle-même
qu'allongée. Le prépuce recouvre exactement le gland et se termine
au-devant de lui en formant un renflement ou bourrelet, si l'on
cherche à ramener le prépuce vers la racine de la verge, en un mot
à découvrir le gland, on y parvient sans doute, mais avec une certaine somme d'efforts ; à son dire ce n'est pas sans douleurs que le
sieur T... y réussit, les tissus n'ayant pas une extensibilité libre et ·
facile ; lorsque le prépuce ramené en arrière laisse le gland à peu
près à découvert, on constate que la périphérie de ce dernier est de
couleur bleuâtre et légèrement violacée, que son épithélium, ou

pour mieux me faire comprendre, son épiderme est humide et luisant et qu'enfin, entre le prépuce et le gland, il y a de l'humeur sébacée soit humide, soit concrète, trois circonstances qui prouvent que le gland est habituellement recouvert. Le méat urinaire un peu rouge et humide, est légèrement enflammé, ce qui tient à l'état de malpropreté où sont les organes génitaux.

Les conditions physiques du sieur T..., sont celles de gens qui n'ont point habituellement abusé d'eux-mêmes. Elles n'excluent pas toutefois forcément l'exercice possible de la masturbation. Il n'est point, en effet, rigoureusement nécessaire que le gland soit à découvert, pour que cette déplorable manœuvre se produise, et tel qui a le gland complétement protégé par le prépuce peut, sans être innocenté quand même par cette circonstance, s'être livré souvent à de mauvaises habitudes. Si pour légitimer cette assertion j'avais besoin d'une preuve, je la trouverais dans ma pratique même, où j'ai recueilli l'observation d'un homme qui, après avoir dans sa jeunesse, de son propre aveu très largement exercé ses organes génitaux soit solitairement, soit avec des femmes, a dû après longues années d'un mariage où il avait eu deux enfants, se décider à l'opération du phimosis qui lui permit de mettre tout à fait à nu la surface du gland (le phimosis est une étroitesse naturelle ou resserrement de l'ouverture du prépuce au-devant de l'extrémité de la verge, d'où résulte l'impossibilité de découvrir le gland).

En résumé, après examen consciencieux de l'état des parties sexuelles du sieur T..., si je suis loin de pouvoir attester que, comme il le prétend, il ne s'est jamais masturbé, ne retrouvant pas en lui les indices positifs d'une masturbation habituelle, je crois devoir conclure qu'il n'a point abusé de la masturbation. Je ne saurais en conséquence, si les habitudes de masturbation existent chez le sieur T..., dire à quelle époque elles remontent.

Les déclarations toutes spontanées de l'inculpé me paraissant avoir leur cachet, sans me permettre de les interpréter, je regardai comme un devoir de conscience de les consigner dans mon rapport. Certes, ce n'était pas là le pénis en massue signalé par MM. Jacquemin et Tardieu; aussi ai-je dû produire des conclusions restrictives. Contrairement à mes habitudes, j'ai cru pouvoir mentionner un fait d'observation personnelle, bien qu'étranger à la cause, car il me paraissait capable d'apporter quelque lumière à l'esprit du magistrat, de même qu'il me coûtait de prononcer le mot de *phimosis*,

sans exposer ce qu'on doit comprendre par un pareil mot ;
du reste, ce sont des détails attenant à la rédaction du rapport,
et je me propose d'y revenir tout à l'heure.

_ Le sieur T... n'était accusé que de certaines manœuvres
de pédérastie; mission ne m'était pas donnée de rendre compte
de l'appareil anal ; du reste, je n'y découvris rien de caractéristique.

Obs. XVII. — Je soussigné, etc., à l'occasion de la prévention
contre le sieur T... (l'inculpé précédent) d'attentat à la pudeur sur
la personne d'An. M..., après avoir prêté serment, ai procédé à
l'examen dudit M... à l'effet de rechercher s'il existe sur sa personne des traces de violences et des habitudes obscènes de l'accusé
avec sa victime.

An. M... âgé de dix-sept ans, est de taille plutôt au-dessus
qu'au-dessous de la moyenne pour son âge. Il est maigre, élancé,
de constitution délicate et nerveuse, son visage est notablement
fatigué, ses yeux un peu enfoncés dans l'orbite sont cernés, rouges
et larmoyants ; les pupilles sont contractées : les muscles du visage
sont animés presque constamment de soubresauts bizarres qui cessent
toutefois lorsqu'on parvient à fixer l'attention.

En proie à une obsession incessante de la pensée, M... semble
préoccupé de gens ou d'objets invisibles qui lui inspirent inquiétude
ou frayeur. Cependant lorsqu'on l'interroge et qu'on est parvenu à
arrêter son attention sur les questions qu'on lui fait, il répond d'une
manière nette et précise. L'intelligence ne paraît pas être en ce
moment chez lui au-dessous de ce qu'elle devrait être normalement.

Procédant à l'examen des parties sexuelles, je constate que la
verge est longue de 9 à 10 centimètres environ, volumineuse en diamètre. Le prépuce habituellement ramené derrière la couronne du
gland, laisse le gland à découvert. La verge dans l'état de laxité qui
lui est habituelle, tombant au-devant du scrotum le dépasse de quelque peu, ce qui est généralement anormal ; sur le côté gauche, près du
bourrelet que forme la couronne du gland, on remarque une petite
ecchymose violacée que le jeune M... attribue à un coup violent qui
lui aurait été donné sur la verge par l'inculpé T.... Toutefois je ne
découvre rien dans l'aspect de cette ecchymose qui me permette de
lui assigner une violence précise.

L'orifice anal examiné avec un soin scrupuleux ne laisse rien à
constater qui doive être signalé.

En résumé, de l'examen qui précède résulte forcément la conviction profonde, que des pratiques de masturbation ont été fréquem-

ment exercées sur la verge d'An. M.... Il ne nie point d'ailleurs qu'il en soit ainsi, mais il dit ne s'être masturbé solitairement que deux fois, assertion dont il est tout à fait impossible de contrôler l'exactitude. Les ressources de la médecine légale ne permettent pas d'affirmer que la masturbation, sur la personne d'An. M..., ait été exercée par la main de M... lui-même, ou une main étrangère. La seule chose qu'on puisse affirmer d'une manière positive, sans contestation possible, c'est que la longueur de la verge, son volume trop considérable, qui ne sont point en rapport avec l'âge ni l'apparence physique du jeune homme, l'aspect du gland qui reste constamment découvert, attestent surabondamment qu'il s'est ou qu'on l'a fréquemment livré, directement ou indirectement, aux honteuses manœuvres de la masturbation (16 août 1857).

La difficulté était en cette circonstance certainement grave pour l'expert qui, en l'absence de signes qui puissent justifier son dire, doit se défendre des impressions qui lui donneraient une opinion personnelle toute privée en dehors du caractère légal qu'il emprunte à la mission qui lui incombe.

A ce point de l'affaire, je reçus une nouvelle commission rogatoire qui pouvait élucider bien des difficultés. Il ne m'appartenait pas sans doute d'aller au-devant des questions qu'elle posait, mais elle était évidemment indispensable, et pouvait exercer une action décisive sur le résultat judiciaire.

Obs. XVIII.. — Je soussigné, etc., après serment préalablement prêté, dans la procédure commencée contre le sieur T..., inculpé d'attentats à la pudeur avec violence sur la personne d'An. M..., âgé de dix-sept ans, attendu que pour combattre les accusations précises et énergiques d'An. M..., l'inculpé affirme que ce jeune homme est atteint d'aliénation mentale, ai procédé à l'examen attentif d'An. M..., à l'effet de vérifier l'état de ses facultés intellectuelles.

Attendu, d'autre part, que dans ses dépositions, An. M... a signalé sur la personne de l'inculpé et en particulier sur ses organes génitaux une particularité dont il importe de vérifier et constater l'existence, à savoir que le sieur T... aurait sur une de ses fesses une grosse loupe, que sa verge irait en s'amincissant par le bout, que le gland en serait recouvert et ne se dénuderait que très difficilement, que les testicules remonteraient dans l'état d'érection vers l'abdomen, ou se perdraient en partie dans ses plis, ai procédé à un nouvel examen du sieur T... pour tous ces faits.

En ce qui concerne An. M..., une première fois déjà, dans un précédent rapport, j'ai dû apprécier l'état de son intelligence. Par instants, son visage surtout, mais quelquefois le corps tout entier étaient animés de mouvements brusques et bizarres qui cédaient et disparaissaient aussitôt que, ce qui n'était d'ailleurs nullement difficile, je parvenais à fixer son attention. M... semblait alors revenir à lui et ses réponses à mes questions devenaient incontestablement nettes et précises. Comme conséquence d'un examen qui a duré assez longtemps, j'ai dû cette première fois conclure que son esprit paraissait obsédé de préoccupations multiples, mais que son intelligence était entière, demeurant tout ce qu'elle pouvait être et en conséquence qu'elle ne subissait actuellement aucune altération relevant à un degré quelconque de l'aliénation mentale.

. Au moment de la seconde mission qui m'a été confiée, j'ai vu M... et causé avec lui tous les jours sans qu'il pût attacher à ces visites et à ces causeries une portée quelconque. En effet, il résidait temporairement à l'hospice civil et chaque matin, en me dirigeant vers le service dont j'étais chargé pour faire ma visite habituelle, je rencontrais M... et causais tout naturellement avec lui. J'ai pu ainsi lui parler nombre de fois et sur nombre de sujets, interroger son intelligence; je l'ai toujours trouvé parfaitement raisonnable, répondant avec netteté, précision, et je dois même ajouter justesse d'esprit. Je ne crains pas d'affirmer de la manière la plus positive que l'intelligence d'An. M..., au moment de mon examen, est pleine et entière et qu'en totalité ou partie, elle n'appartient en aucune façon à l'aliénation.

En ce qui concerne le sieur T..., j'ai effectivement eu à constater un lipôme graisseux du volume d'une grosse pomme, implanté sur les muscles fessiers de la fesse droite. La forme de ce lipôme est arrondie, légèrement acuminée sur un des points de sa périphérie. Le tissu en est mollasse et partout notablement malléable.

La verge va effectivement s'amincissant par le bout à partir de la couronne du gland ; le gland est recouvert par le prépuce et ne se découvre que très difficilement, comme je l'ai déjà mentionné dans un rapport antérieur où j'ai fait la description des organes génitaux du sieur T....

Quant au mouvement d'ascension que les testicules, chez le sieur T..., feraient dans l'état d'érection, on comprend que la constatation en soit plus que difficile à surprendre spontanément. Sans être à cet égard provoqué par aucune question de ma part, le sieur T... m'a déclaré que le matin du jour de mon examen, il a été réveillé au moment même où s'accomplissait une pollution. Il se serait alors précipité en bas de son lit, et, examinant curieusement ce qui se passait au scrotum, il aurait constaté que (c'est là l'expression dont il se sert) ses bourses tombaient. Encore une fois, il ne pouvait m'appartenir de surprendre une érection chez le sieur T.... Cependant, de l'examen attentif de ses organes génitaux, il pourra résulter pour moi, la conviction de ce qui doit se passer au moment de l'érection. Cette conviction s'appuie sur quelques données physiologiques que je vais exposer aussi brièvement que possible.

Toutes les fois que les enveloppes des bourses sont très distendues par une cause ou une autre, congénitalement ou accidentellement, par suite de hernies volumineuses se logeant tout entières dans le scrotum, de sarcocèle, d'hydrocèle, de varicocèle, donnant aux bourses, à cause de l'extensibilité cutanée, une capacité considérable, on comprend parfaitement que le scrotum puisse échapper, en quelque sorte pendant l'érection, au mouvement de synergie qui tend à le relever pour ainsi dire en concentrant tous les efforts vers la racine de la verge. Les testicules remontent agités qu'ils sont par l'éjaculation saccadée du sperme, et les bourses restent en place ou semblent s'allonger à cause du mouvement même d'ascension des testicules ; mais quand il en est autrement, quand le scrotum est à l'état normal, dans le phénomène d'érection, les téguments des bourses deviennent généralement rugueux, se froncent pour ainsi dire et se pelotonnent. Or, chez le sieur T..., les organes génitaux sont peu développés, le scrotum peu volumineux, entièrement libre d'ailleurs de toute production congénitale ou acquise, et il me paraît impossible qu'au moment si actif de l'érection, les bourses tombent, suivant l'expression de l'inculpé, au lieu de remonter.

Donc, en conséquence de tout ce qui précède, je déclare avoir, dans les différentes phases de mon examen, constamment trouvé An. M... sain d'intelligence et d'esprit.

Je déclare en outre que le sieur T... porte réellement sur la fesse droite une loupe graisseuse ; que chez lui la verge se termine en s'amincissant par le bout, suivant les termes de la commission rogatoire ; que le gland est recouvert par le prépuce et ne se découvre que très difficilement ; enfin, que dans l'état d'érection, chez le sieur T..., les testicules doivent remonter vers l'abdomen, et les enveloppes du scrotum au lieu de tomber, suivre dans une certaine mesure les testicules en leur mouvement d'ascension. (7 septembre 1857.)

Cette affaire offrait, selon moi, de grandes difficultés, parce qu'il s'agissait moins des turpitudes ordinaires des pédérastes que de manœuvres spéciales, dont on ne pouvait rigoureusement constater la trace. Toutefois, ce qui donnait une singulière importance aux déclarations du jeune M..., c'était la description si exacte qu'il faisait de la topographie sexuelle

du sieur **T...**, et de la circonstance accessoire de la loupe qu'il
portait. Je suis convaincu toutefois qu'en cette circonstance il
appartenait seulement à l'instruction, et plus tard au ministère public, de tirer des faits les déductions accusatrices;
mais quant au médecin, son rôle était tout tracé : se borner
à constater l'état matériel des choses. Certes, si j'avais été
obligé de me prononcer *ex abrupto*, j'aurais éprouvé grand
embarras, et la prudence ou, pour mieux dire, la raison médicale devait contraindre l'expert à prendre tout son temps
pour répondre *ad rem*.

Lorsqu'on n'a pas souvent constaté les lésions anatomiques
spéciales en pareil cas, et qu'on n'a pas rigoureusement observé cette dépression infundibuliforme de la région anale, on
est disposé d'abord à trouver partout cette disposition en infundibulum; on ne saurait donc apporter à cet examen trop
de réserve et de précautions. Une raison de plus pour agir
ainsi, c'est qu'à l'exception de Paris et de quelques autres
grands centres de population, les experts médico-légistes ont
rarement l'occasion de constater les lésions de la pédérastie
et de la sodomie; non pas malheureusement que cet ignoble
vice n'ait partout sa fréquence, mais la justice a plus rarement le pouvoir et l'occasion de jeter ses filets sur les misérables travaillés de ces déplorables passions.

Obs. XIX. — Je soussigné, etc., à l'occasion de la procédure
commencée contre le nommé Al. L..., âgé de quatorze ans, inculpé
d'attentats à la pudeur sur la personne de F. Ca. âgé de six ans et
H. P..., âgé de dix-sept ans et demi, inculpés d'incitation habituelle
à la débauche, ai procédé à l'examen des parties génitales desdits
L. et P., du fondement du même L. et du jeune C. à l'effet de déterminer si le fondement des sus-nommés présente des traces de l'introduction de la verge d'un homme ou d'un adolescent et en tant
que la chose pourra être constatée; si ces pratiques sur L. et C. ont
été habituelles; enfin, si l'état des parties est de nature à faire supposer que les actes dont il s'agit sont imputables, savoir : à P. sur L.,
à L. sur C.

Fr. C. est âgé de six ans et demi ; il est d'apparence et de constitution assez grêles. Chez lui, à l'anus on remarque un commencement de dépression infundibuliforme, laquelle, quoique incontestable, ne saurait être très prononcée, d'une part, parce que l'enfant, à cause de son jeune âge, n'a probablement pas été avec une longue continuité l'objet de tentatives coupables, et ensuite parce qu'il est jeune et maigre. Si j'insiste sur les conditions qui font que cette dépression peut exister sans être trop prononcée, c'est qu'elle existe réellement et que je la constate d'une manière positive. Le sphincter anal cède sous le doigt plus aisément qu'il ne devrait le faire, cependant le relâchement est peu considérable. Il y a dans les plis de l'anus un peu de rougeur qu'on peut attribuer à la malpropreté.

Al. L., âgé de quatorze ans, a les yeux cernés, enfoncés dans leurs orbites. Le membre viril chez lui est relativement assez volumineux ; le gland se découvre facilement, quoique le prépuce le dépasse et forme en avant une sorte de prolongement. L'anus constitue un infundibulum très marqué et l'orifice anal, au lieu de présenter la forme étoilée, résultant de la convergence de ses différents plis, offre une sorte de ligne transversale qui se déprime facilement ; les plis persistent toutefois sans être, en quoi que ce soit, effacés.

Chez H. P., je n'ai rien trouvé qui méritât d'être signalé. C'est un garçon de dix-sept ans, assez vigoureux ; son membre viril présente un certain volume, mais n'offre pas de signe distinctif utile à mentionner.

En résumé de ce qui précède, j'estime :

1° Que le fondement du jeune C. présente des traces de pédérastie passive ; ces traces, en témoignant de la possibilité de l'introduction de la verge d'un homme grêle ou d'un adolescent, ne sont toutefois pas assez prononcées pour permettre d'affirmer que des tentatives coupables aient été souvent exercées ;

2° Qu'Al. L. porte des traces irrécusables de pédérastie passive, c'est-à-dire de l'introduction d'un membre viril ou d'un corps analogue dans l'anus ; ces tentatives ont dû être assez fréquemment répétées pour donner à l'anus un commencement d'aspect caractéristique. J'admets que le membre viril d'Al. L., à cause des circonstances relatées plus haut, ait pu se prêter à des manœuvres de pédérastie active, je ne saurais toutefois y découvrir le témoignage d'actes habituels et constants ;

3° Que P. ne présente rien d'assez remarquable pour établir autre chose que la possibilité des actes qu'on lui impute.

Quant à la filiation régulière des actes odieux dont L. P. et C.

ont été coupables ou victimes, on ne saurait rigoureusement l'établir. (7 juillet 1858.)

Obs. XX. — Je soussigné, médecin adjoint de l'hospice civil, sur la commission rogatoire de M. Larnac, juge d'instruction au tribunal de première instance, ai procédé à l'examen des parties sexuelles du nommé C. et à l'examen du fondement du jeune A., à l'effet de déterminer si ce dernier porte les traces d'un commerce impur avec un homme et s'il y a des raisons de le croire, d'après l'état de ses parties génitales, de déterminer l'époque où cet attentat aurait été commis, de faire enfin, pour la découverte de la vérité, toutes les opérations, recherches et constatations nécessaires.

En ce qui concerne C., je n'ai rien trouvé sur ses parties sexuelles qui méritât d'être signalé. Je n'ai constaté sur sa verge, non plus que dans les aines ou ailleurs, aucune cicatrice attestant une affection syphilitique actuelle ou guérie. En un mot, rien qui me permît de conclure, qu'à un moment quelconque, il ait jamais été atteint d'une affection de mauvaise nature, contagieuse ou transmissible.

Le jeune A. est âgé de près de onze ans ; il est d'une constitution lymphatique ; il présente à l'orifice anal une sorte d'élevure formant à gauche une surface triangulaire dont le sommet serait à l'anus. Tout d'abord il semble bien que ce soit là ce qu'on appelle dans le langage des affections syphilitiques des pustules muqueuses ou tubercules plats ; mais nulle part, ailleurs l'enfant n'a d'autres plaques du même genre, nulle part, je n'ai constaté sur lui de traces d'une éruption, soit exanthématique, soit papuleuse ou squameuse, et, quoique la pustule plate, même solitaire, puisse être la seule expression symptomatique de la syphilis constitutionnelle, cela est généralement assez exceptionnel

D'autres part, l'enfant fait remonter l'occasion du mal dont il se plaint, à une date assez ancienne, dans l'intervalle du jour où la cause se serait produite au jour où l'effet se serait découvert, l'enfant insoucieux ou malpropre comme on l'est à son âge, n'osant rien déclarer d'ailleurs, sur les démangeaisons et l'irritation qu'il ressent à l'anus, n'a reçu aucun soin approprié ; or, son âge, sa constitution, l'irritation incessamment produite par la sécrétion sébacée qui se fait à l'anus, toutes ces circonstances aggravantes pour la pustule plate, auraient dû notablement l'augmenter ; car généralement la pustule plate, livrée à elle-même, tend à progresser et à se modifier sensiblement ; elle devient végétante, granuleuse, plus ou moins recouverte d'une exsudation blanchâtre plus ou moins fétide. L'enfant, il est vrai, reçoit depuis quelque temps déjà les soins intelligents d'un honorable confrère. ce qui expliquerait à un point de vue donné, l'amélioration dans l'état de sa maladie ; cependant je déclare que dans ma conviction, quoique la lésion. qui

siége à l'anus du jeune A... ait été donnée pour une pustule plate
et en présente jusqu'à un certain point l'apparence, je ne saurais
la considérer comme réellement telle et de nature vraiment syphilitique.

Je considère cette surface comme une sorte d'induration eczéma-
teuse entretenue d'un côté par le siége même du mal, la nature des
sécrétions qui s'y font constamment, le défaut de soins et de propreté et l'irritation causée par les frottements que provoque une
démangeaison incessante.

En résumé, sans me préoccuper du traitement spécial qui est
actuellement institué en toute conscience et toute intelligence, sans
condamner la pensée de ce traitement, pensée qui se présente tout
naturellement à l'esprit, je crois avec conviction que la lésion du
jeune A... est de celles qui cèdent à des soins purement hygiéniques bien entendus, bien dirigés. Tout au plus, à mon sens, comme
l'affection est ancienne, que la peau est localement malade depuis
un certain temps, conviendrait-il occasionnellement de recourir à
l'emploi d'une pommade appropriée.

Ne trouvant rien de réellement syphilitique chez le jeune A...,
je ne saurais faire remonter à C... l'origine d'une affection syphilitique, alors surtout que chez C... je ne trouve rien qui prouve qu'i,
ait eu une affection syphilitique, c'est-à-dire transmissible. Cela nl
saurait vouloir dire toutefois que je nie un attentat à la pudeue
commis par C...sur A...à une date quelconque ; cela, affirmation or
négation, devra résulter des données de l'instruction judiciaire. Ju
veux dire seulement que le jeune A... n'est point, à mon jugemene
atteint d'une affection réellement syphilitique, et que d'ailleurs l,
fût-il, ce que je conteste, rien n'autoriserait à conclure que C...e
sur lequel on ne trouve aucune trace d'une affection syphilitique
antérieure ou actuelle, ait pu la communiquer. (24 mars 1858.)

J'ai tant insisté dans ce dernier rapport sur la pustule plate,
parce que là était la grande question du procès, la nature du
mal étant controversée par différents experts, les magistrats,
par suite de ces contradictions, désirant être fixés autant que
possible pour pouvoir prendre une décision.

Je regarde comme très utile, à cause de son importance
pratique, de faire suivre cette observation d'un fait emprunté
au *Journal de médecine et de chirurgie* (1), et observé dans le
service de M. le professeur Nélaton.

(1) Février 1860, 2ᵉ cahier, p. 63, art. 5769.

M. Nélaton a reçu dans ses salles une jeune fille âgée de quatorze ans et demi, qui présentait au pourtour de l'anus un de ces produits morbides que l'homme de l'art est souvent appelé à considérer au point de vue médico-légal. Il s'agissait en effet d'une masse énorme de végétations composée de masses secondaires insérées par une languette membraneuse, moitié sur la partie cutanée, moitié sur la partie muqueuse de l'orifice anal, le tout formant une tumeur épaisse de 4 à 6 centimètres, à surface grenue, fendillée, et sécrétant une matière séro-sanguinolente. Cette tumeur, disait-on, était de nature syphilitique, et la petite malade racontait que, deux mois environ auparavant, un homme l'avait surprise, et s'était livré sur elle à des actes inqualifiables. L'examen de la région génito-anale ne fit rien constater qui pût confirmer cette assertion. L'hymen était intact, l'anus, perdu au milieu de l'énorme chou-fleur qui végétait sur ses bords, avait son diamètre normal. D'un autre côté, cette enfant, type de scrofuleuse, ayant souffert de la misère, et portant au cou un collier de cicatrices, avait été mise en apprentissage dans une maison où elle était peu surveillée ; son récit n'avait rien d'invraisemblable, et sa mauvaise constitution, le peu de soin qu'elle prenait de sa personne, joints aux excitations résultant des actes auxquels elle faisait allusion, permettaient d'expliquer dans le sens de ses dires le développement de sa maladie.

Mais cette maladie était-elle de nature syphilitique ? Ce point a paru très douteux à M. Nélaton. Tous les jours, a dit ce professeur, on voit des végétations semblables chez des individus qui n'ont pas de maladies vénériennes. Que cela soit plus commun chez les sujets affectés de ces maladies ou qui s'y exposent fréquemment, M. Nélaton ne le conteste pas ; mais il a eu maintes fois l'occasion d'observer les végétations dont il s'agit chez des sujets non contaminés, et même qui n'avaient jamais eu de rapports sexuels. Ainsi donc, pour M. Nélaton, ces végétations ne constituent pas nécessaire-

ment une affection virulente; c'est un accident purement
local produit par des causes combinées et diverses, dont le
cas qui précède est un spécimen intéressant; mais à l'occasion
duquel il ne faut accueillir les déclarations des plaignants
qu'avec une extrême réserve. En pareille matière, il est sage
de ne se prononcer affirmativement qu'autant qu'il existe un
concours important de circonstances probantes.

On ne saurait nier l'importance du fait que je viens de
citer, tant à cause de ce qu'il renferme en soi d'intéressant,
que de l'autorité si grande de l'éminent professeur à qui les
considérations cliniques appartiennent.

En résumé donc, avant de procéder à la rédaction de son
rapport, l'expert médite soigneusement l'avis qui doit être là
base de ses conclusions, et, quelles que soient les circonstances
qui l'entourent, ne se prononce qu'avec une sage et lente cir-
conspection (1).

VII. — *En toute circonstance judiciaire, on ne saurait peser trop
rigoureusement chaque terme du rapport, mais c'est surtout à
propos des attentats aux mœurs que la netteté, la concision et
la sobriété des conclusions sont surtout indispensables.*

Nous arrivons actuellement à l'œuvre capitale de l'expertise médico-légale, c'est-à-dire la rédaction du rapport. Je
n'entends point discuter ici ce qui a trait aux rapports judiciaires en général, il s'agit seulement de ce qui touche à
l'attentat aux mœurs; c'est à ce moment que l'expert doit
redoubler de soins, de réserve et de prudence; les détermina-
tions qu'il a prises ont constitué jusqu'alors l'esprit de l'expertise, il s'agit d'en établir la lettre. Qu'il est nécessaire de
peser ses expressions, d'en mesurer la valeur et la portée! Il
n'y a pas de question si simple, et si insignifiante qui ne

(1) Devaux, *L'art de faire des rapports en chirurgie.* Paris, 1746,
in-12, p. 421.

puisse, à un instant donné, acquérir une importance inatten-
due, et si dans l'exposé de son opinion, l'expert avait procédé
trop légèrement ou trop vite, à combien de regrets et d'ennuis
ne se serait-il pas condamné? Dans les nombreuses affaires
d'attentats aux mœurs dont j'ai été saisi, il m'est arrivé quel-·
quefois, rarement par bonheur, sur les instances de l'honorable
magistrat qui m'avait donné la commission rogatoire, après
visite de la plaignante, visite faite dans une des salles du tribunal, de procéder, séance tenante, à la rédaction du rapport.
Il me semblait, en agissant ainsi, que tout en devait résulter
pour le mieux, expédition plus prompte de l'affaire, vérité
plus scrupuleuse en quelque sorte dans les faits du rapport,
puisque, pris sur le fait pour ainsi dire, il réflétait plus exactement l'opinion médicale. Tout bien considéré cependant, je
ne crains pas de poser en principe, contrairement à l'avis
d'Orfila (1) et à celui de Chaussier (2), que c'est là une mauvaise
manière de procéder, et, quoique heureusement pour ma conscience, les faits accomplis ne m'aient laissé aucun regret, je
n'hésite pas à proscrire rigoureusement cette précipitation
déplacée.

Encore une fois, on ne saurait trop prendre son temps pour
bien mesurer et arrêter les expressions de ses conclusions.
Prendre son temps, ne saurait vouloir dire qu'il faille reculer
indéfiniment la remise du rapport, cela signifie seulement
qu'on doit mûrir son travail avant de le livrer. Les magistrats,
sachant bien qu'un médecin légiste a, comme médecin,
nombre de devoirs à remplir, se prêtent généralement avec
une grande obligeance aux convenances professionnelles
de l'expert. Toutefois celui-ci doit bien savoir à son tour, ce
que pour ma part je n'ai su que bien tard, qu'aux termes de
l'art. 127 du Code d'instruction criminelle, le juge d'instruc-

(1) *Traité de médecine légale*, 4ᵉ édition. Paris, 1848, t. I, p. 12.
(2) *Observations chirurgico-légales sur un point important de la jurisprudence criminelle.* Dijon, 1770, in-8.

tion, au moins une fois par semaine, rend compte des affaires
dont la conduite lui est dévolue. Il y aurait donc plus que
mauvaise grâce à retarder mal à propos l'action de la justice
et à entraver la marche des affaires.

Ce qu'on appelle le préambule du rapport est destiné à
exposer la situation faite à l'expert. Il importe, à mon sens,
d'y mentionner exactement l'autorité judiciaire, d'où émane
l'ordonnance, de reproduire textuellement les termes de la
mission qu'on a reçue, les soulignant, les mettant en relief,
pour qu'il soit bien patent pour tous qu'on a voulu se faire et
rester l'instrument de l'instruction. Souvent à l'audience, le
président de la cour d'assises lit le rapport de l'expert pour
mieux faire comprendre aux jurés l'étendue de la mission
dont on l'avait chargé. Or, l'expert obtiendra d'autant plus
de crédit et de confiance que son rapport sera plus précis,
plus rigoureux, plus méthodique, et son plus cher intérêt sera
de faire apprécier qu'il a rempli complétement, sans le dépasser, le rôle qui lui incombait.

J'insiste surtout sur la nécessité de rapporter fidèlement
dans le préambule la qualité de l'autorité judiciaire qui a
donné le mandat et les termes mêmes du mandat, parce que
là plus tard l'expert, s'il était attaqué, trouverait sa défense
tout entière. Il est une réflexion toute pratique que je tiens à
consigner ici et sur laquelle je serais aussi désireux qu'heureux de n'être pas mal compris. Il m'est arrivé quelquefois
de recevoir du commissaire de police des commissions rogatoires pour des affaires importantes, infanticide, viol ou assas-
sinat. Je ne prétends point discuter le droit de ces honorables
magistrats, ce droit existe et le discuter d'ailleurs ne saurait
être l'affaire du médecin ; je pense toutefois que, lorsque les
affaires sont très importantes, il y a toujours un grave inconvénient à ce qu'elles ne passent pas par leur filière normale.

Il est évident que, bien que magistrats revêtus de fonctions
judiciaires, aussi honorables qu'importantes, les commis-

saires de police n'ont pas toujours, pour assigner une mission difficile à un expert médical, la compétence ou l'habitude nécessaire. Il en résultera forcément ou que l'expert, ayant une expérience suffisante, obéira dans l'intérêt de sa mission ou de la découverte de la vérité, à son propre arbitraire, ou que, suivant l'impulsion, telle qu'il l'a reçue de l'autorité judiciaire, il contribuera involontairement à faire entrer une affaire importante dans une mauvaise voie. Je sais bien que s'il le juge à propos, le magistrat préposé à l'instruction peut donner un second mandat qui corrigera ce que le premier a eu d'incomplet ou de défectueux ; mais si le même expert est mis en jeu dans les deux circonstances, il pourra se trouver tiraillé en sens contraire, ce qui est fâcheux pour elle, la vérité, comme pour lui, l'expert.

Après le préambule, doit-on toujours un exposé des faits ? Non, tout au moins dans le cas particulier des attentats aux mœurs. En effet, ce serait entrer de prime saut dans la cause, et cela appartient d'autant moins à l'expert qu'il est plus prudent et plus logique, comme j'ai essayé de l'établir précédemment, de ne point poser de questions à la plaignante. S'il a fait des questions, les réponses qu'on lui a données pouvant influencer ses conclusions, il devra pour être conséquent avec lui-même, en rapporter la substance et alors son exposé de faits n'aura plus de limites. C'est à l'accusation seule qu'appartient d'établir la filiation des faits de la cause, et d'ailleurs lorsque l'expert est devant le jury, le jury sait déjà beaucoup mieux que lui, expert, puisqu'il a suivi les débats que ne suit pas encore le médecin, tout l'historique de l'affaire.

Un des renseignements les plus importants à indiquer dans le rapport, c'est de noter exactement le quantième du mois, le jour et souvent l'heure où la visite d'expertise a été faite ; cela peut offrir à l'occasion grand intérêt. En effet, de l'heure de la constatation dépendra quelquefois l'issue d'une affaire. Si le viol accompli depuis un mois déjà, l'expert constate que les lambeaux de la membrane hymen sont comme fraîchement rétractés, encore sanguinolents, et qu'il donne ces signes comme l'expression de violences récentes, la date de son exploration tendra à infirmer la valeur de ses conclusions. Si, au contraire, la date de sa visite est presque celle du moment où le crime a été commis, elle donnera à cette partie de son opinion une force véritable. Le professeur Taylor insiste sur ce point que l'expert ne devra jamais se servir des mots hier, avant-hier, et qu'il faut avant tout préciser nominativement les quantièmes et les jours. C'est là une observation dont il peut être bon de faire son profit, tout dans le rapport devant être d'une grande clarté.

Il peut être utile ensuite d'indiquer la manière dont on a procédé à l'examen de la plaignante, mais la grosse affaire par excellence est l'exposé du *visum* et *repertum*. Tout est là, parce que, si cet exposé est bien fait, alors même que les conclusions qui en découlent seraient fausses ou mauvaises, tout le monde pourra s'appuyer sur la constatation matérielle pour accepter ou redresser les conséquences qu'en a tirées le médecin légiste.

Il y a deux difficultés délicates dont il faut tâcher de sortir à son honneur : parler un langage assez scientifique pour conserver la dignité de la science; ne pas parler de façon cependant que chacune des paroles soit une énigme indéchiffrable pour tout le monde et ait à tout moment besoin de commentaires. La première chose est de rester clair et net, et de bien faire comprendre aux autres ce qu'on a bien compris soi-même ; ce n'est qu'à force de simplicité et de netteté qu'on se met utilement à la portée de ceux qui ne sont pas suffisamment initiés au langage scientifique. Si l'on est contraint d'employer un terme quelconque qui puisse inspirer un soupçon d'obscurité, cela devient un devoir de le traduire en langue vulgaire et de l'expliquer pour tout le monde. Il est

bien entendu que, tant qu'il sera possible de le faire, on devra·
se servir de la langue usuelle, cela est si bon d'être compris
de tout le monde! Si chaque juré ne s'est pas approprié les
termes du rapport du médecin légiste, il conserve dans l'esprit
des obscurités sans nombre qui peuvent aussi bien aboutir à
l'acquittement d'un coupable qu'à la condamnation d'un innocent. Il est telle affaire d'ailleurs où le médecin n'est pas
appelé à soutenir son dire à l'audience. Une fois de plus il
importe donc que chaque terme de son rapport soit rigoureusement pesé, exposé avec netteté et précision et partant
facile à comprendre.

L'expert doit être plus que sobre de détails inutiles, mais
s'il pense, par le développement aussi raccourci que possible d'une opinion scientifique, étayer sa pensée, quoique cela soit en dehors de ce que la commission rogatoire lui demande, je regarde comme indispensable de le
faire. J'en veux choisir un exemple. Si, par exemple, le médecin se borne à mentionner dans son rapport qu'il a dû, aux
parties sexuelles d'une plaignante ou d'un accusé, constater
la présence de végétations, comme ce mot est à peu près
connu de tout le monde avec son acception spéciale, il deviendra indispensable d'exposer en peu de mots que, contrairement à l'opinion reçue, surtout dans le monde extra-
médical, il ne regarde pas les végétations comme forcément
syphilitiques; mais en général les explications doivent être
aussi rares qu'abrégées; agir autrement serait entrer dans
une voie sans limites.

Viennent enfin les conclusions; elles dérivent forcément du
résumé de la constatation locale. Là est la véritable difficulté
du rapport, là surtout il ne faut pas oublier ce que disait
notre grand Paré, à savoir, que les jurisconsultes jugent suivant qu'on leur rapporte. Il faut non-seulement accorder ses
conclusions avec les constatations qu'on a faites, mais il faut
encore et surtout les rapprocher des questions posées dans la

commission rogatoire. Il est indispensable de satisfaire d'abord à chaque question préalablement posée. La mission dont on était chargé entraîne souvent des réponses à des questions qui n'étaient pas indiquées. Il est de ces réponses dont il faut être sévèrement avare ; ne point oublier que si, d'une façon injustifiable, on prend hors de propos une conclusion trop absolue, on peut en avoir en audience publique un compte pénible à rendre. Il est, avons-nous dit, indispensable de répondre régulièrement aux questions posées par la commission rogatoire, et dans ce cas la numération *allemande* du rapport présente quelque avantage.

Du reste, il faut bien reconnaître que la forme des rapports pourra, sans rien y perdre au fond, se modifier non-seulement suivant les aptitudes de chaque médecin légiste, mais encore suivant les habitudes de tel ou tel tribunal. La vérité n'a qu'une manière d'être ; comme la loi, elle est une et la même partout et pour tous, mais son expression peut varier sans grand dommage.

Toujours est-il, selon moi, que, surtout dans les questions d'attentats aux mœurs, le rapport doit être concis, plus que sobre de détails, à moins qu'ils ne soient réellement indispensables, parce que c'est surtout en ces circonstances qu'un synonyme mal appliqué, un mot qui ne rendrait pas directement la chose ou la pensée serait le texte de discussions sans fin pouvant altérer d'une façon ou de l'autre ce qui était surtout sous la sauvegarde de l'expert, à savoir la vérité.

Je m'aperçois un peu tard, à la fin de ce chapitre, que, voulant exprimer comment il pouvait être utile et convenable, à mon sens, de rédiger les rapports de médecine légale, j'aurais bien fait de ne pas citer les miens. J'ose espérer que personne ne me prêtera le ridicule de les avoir présentés comme modèles, je les ai simplement recúeillis comme observations de faits médicaux qui m'ont paru inté-

resser la thèse que je me suis proposée. Je n'en maintiens pas
moins, comme étant ma pensée tout entière, les considérations qui précèdent.

VIII. — *Du rôle du médecin légiste devant la cour d'assises,*
et des difficultés qu'il comporte.

L'expert a fait son rapport; l'affaire, après les formalités
d'usage, est déférée à la cour d'assises, vient le jour de l'audience. Ah ! c'est ici que le médecin légiste a le droit, parce
qu'il en a tant le sujet, d'entamer le long chapitre de ses
doléances. Comme le témoin qui a vu ou entendu et doit
déposer à ce titre, en cette qualité de témoin qui ne saurait
pourtant sous aucun prétexte lui appartenir, il reçoit de
l'huissier audiencier certain papier timbré qui, avec la politesse un peu rétive des invitations de ce genre, lui fait catégoriquement comprendre que, faute par lui de venir com-
pléter à l'audience l'œuvre scientifique qu'a réclamée la
justice, il se verra condamné à telle peine que de droit. Très
bien, c'est là l'entrée en matière.

En Angleterre, la langue de la jurisprudence a deux termes : *common* et *skilled witness.* Les deux termes existent
peut-être aussi en France, témoin et expert, seulement la
langue pratique, en ce qui concerne les médecins au moins,
car elle reconnaît les experts aux écritures, confond les deux
qualités sous un même nom, celui de témoin.

Après la lecture de l'acte d'accusation faite par le
greffier, l'huissier appelle et parque ensemble témoins à
charge et médecin. Ce sont les voies ordinaires, tant pis pour
le médecin, s'il y a ving-cinq témoins qui le précèdent, on
l'appellera le vingt-sixième. Il n'y a que de rares exceptions
à cette manière de faire, et juste ce qu'il en faut pour consa-
crer la règle. Un de mes honorables confrères, aussi recom-
mandable par son âge que par sa position, convoqué à la

cour d'assises pour service d'expert, a eu l'honneur et la satisfaction de passer en compagnie de filles publiques appelées
en témoignage, une demi-journée tout au moins.

Ainsi premier mécompte de l'expert : après avoir donné
tous ses soins à une affaire litigieuse, après avoir agi en qualité d'homme de l'art, il devient brusquement simple témoin,
n'ayant pourtant à témoigner de quoi que ce soit ; il est placé,
lui, dont la loi est l'obligée à tout prendre, avec les témoins
qui sont souvent des gens fort honorables, je le veux bien,
mais qu'aussi, pour les besoins de la cause, on extrait quelquefois de la prison et des bagnes, et il aura chance de perdre
en cette situation quatre à cinq des heures les plus précieuses
à ses malades, non moins qu'à sa famille. Il est vrai qu'il
est à cela pour lui, dans l'ordre matériel, de notables com-
pensations ; en faisant cheminer avec soin et patience, suivant les rites habituels, sa citation timbrée, il acquiert le droit
de réclamer de la justice de son pays, s'il n'est pas sorti de
son arrondissement, une prime d'un franc par myriamètre
parcouru. (Art. 91 du Code d'instruction criminelle.) Hâtons-
nous d'ajouter que, si le sentiment d'un devoir accompli ne
suffisait pas à son honneur et à sa conscience, il trouverait,
dans l'exercice de ses fonctions, comme compensation sérieuse et véritable, les égards que la magistrature lui témoi-
gne le plus ordinairement. C'est, en ce qui me concerne, un
devoir impérieux pour moi de consigner ici l'expression de
ma profonde gratitude pour l'inépuisable bienveillance dont
m'ont constamment honoré les membres du tribunal de
Versailles.

Mais, osons dire la vérité tout entière, le médecin légiste,
quand il est pour la première fois chargé d'une expertise judiciaire, ne doit pas compter quand même sur les formes
exclusivement paternelles de la cour d'assises, et le mieux
est pour lui de veiller avec vigilance sur ses faits et gestes et
de se tenir sur ses gardes.

Les oreilles me tintent encore douloureusement d'un résumé (25 novembre 1856) où le très éminent, mais trop
sévère magistrat qui tenait l'audience, dans une affaire où
avaient figuré trois médecins, moi compris, crut pouvoir
dire en toute équité que les hommes de l'art servaient souvent à embrouiller merveilleusement les choses, et que le jury
ne devait point oublier qu'ils étaient quelquefois des oreilles
dociles et des plumes complaisantes !

La phrase était d'autant plus rude et cruelle, qu'elle
tombait de plus haut et trouvait sa place dans un résumé
qui ne laisse la réponse à personne. Si mes confrères savaient
peindre, disait au moins le lion du fabuliste !

Toujours est-il que notre pauvre expert est séquestré en ce
moment avec les témoins, quoiqu'il ne soit pas témoin le
moins du monde ; pour occuper ses loisirs, je l'engage, s'il
n'est pas tout à fait au courant des us et coutumes, à réfléchir un peu à ce qui se passera dans quelques instants ; on
va le produire au milieu du prétoire, en face de la cour à
l'aspect solennel et imposant, en face du ministère public
qui peut le prendre sévèrement à partie, en face des jurés
dont les yeux se fixeront sur lui comme sur un *deus ex ma-
china* fort discutable, en face de la défense enfin qui ne
l'épargnera guère, généralement disposée qu'elle est ou doit
être, dit-on, à regarder avec bienveillance son prévenu,
lequel a quelquefois volé, un peu violé peut-être, assassiné
d'aventure, mais est au demeurant, comme dit le vieux
Marot, le meilleur fils du monde.

Que l'expert en soit à sa première campagne, et il pourra
s'estimer heureux si les éblouissements de la cour d'assises
lui laissent assez de lucidité d'esprit pour répondre à peu près
convenablement aux premières interpellations d'usage sur ses
noms, prénoms, âge, qualité, demeure ; je le vois jeter un œil
effaré sur l'inculpé, quelque Jean Hirou entre deux gendar-
mes, quand on lui demande : Êtes-vous le parent, l'ami ou

le serviteur de ce brave homme qui a tué peut-être père et mère ? J'admets qu'il ne soit pas déjà désarçonné par des questions auxquelles il n'avait pas songé, tout préoccupé qu'il est de son rapport, son premier rapport ! La plupart du temps, la phrase étant toute faite, le président lui dira : Témoin, quoiqu'il ne soit pas témoin pour un iota, tournez-vous vers messieurs les jurés et dites-leur ce que vous savez. Ce que vous savez, cher confrère, c'est, n'est-ce pas, ce que la justice sait bien mieux que vous, puisqu'elle vous l'a appris ; cela doit vouloir dire l'historique de l'affaire ; à la bonne heure, au moins quand on vous demandera de rapporter ce que vous avez constaté, en cette qualité indélébile d'expert qu'on met toujours de côté, les conclusions que vous avez dû tirer de ces constatations ; cela vous mettra bien plus à l'aise. Vous entrerez alors de plain-pied dans le seul rôle qui puisse convenir à l'homme de science, celui d'expert et non plus de témoin. Je reviens sans cesse à cette dénomination, parce que c'est une des plaies et des souffrances de la médecine légale, parce que c'est un vice de forme, parce qu'elle implique une fausse situation, imposant au médecin légiste une place qui ne lui appartient pas, pour lui ravir celle plus légale, plus agréable, plus importante, qui convient mieux à ses aptitudes et à sa dignité, et compense davantage son abnégation et ses sacrifices.

Mais retournons un moment sur nos pas, dans la chambre des témoins, et reprenons notre expert, qui est un expert et non pas un témoin, c'est convenu, je n'en parlerai plus, et préparons-le à la partie vraiment sérieuse de son entrée à l'audience. Il en est temps encore, qu'il songe à l'épreuve redoutable qui se prépare pour lui ; qu'il se pénètre de ce principe rigoureux sans lequel il n'y a pas d'honnête médecine légale possible, à savoir que le médecin légiste n'a rien à débattre avec les conséquences que doit entraîner son opinion ; une fois qu'il l'a formulée avec les données de la

science et de la conscience, elle va où va le devoir accompli,
il n'a plus à s'en préoccuper. Dans docteur Guy (1) (*Medical
evidence*) on trouve à cet égard des considérations de l'ordre
le plus relevé et que je ne puis résister au désir de rapporter
ici : « La mission de l'expert est tout autre que celle de l'avo-
» cat, du juge et du juré : l'avocat a un client, le médecin
» légiste n'en a pas ; le juge est l'interprète et le ministre de
» la loi, le médecin légiste n'a rien à faire avec la loi ; le juré
» a mandat de décider de la culpabilité ou de l'innocence, le
» médecin légiste n'a à produire ni innocent ni coupable. La
» justice peut puiser dans la cause des motifs de sympathie
» ou de compassion, c'est un droit qui ne saurait appartenir
» au médecin légiste. Si les lois existantes sont sévères mal à
» propos, c'est sur la législation que l'odieux repose et c'est à
» elle qu'incombe le devoir de les modifier, mais en aucune
» circonstance, le médecin légiste ne peut et ne doit se laisser
» aller à un mouvement de passion quelconque sans offenser
» le droit et le juste. »

L'instruction d'une affaire pourrait être retardée par diverses raisons et rejetée à une session assez éloignée pour que
l'expert ait perdu le souvenir exact des détails. Dans une
même session, les attentats aux mœurs sont devenus actuellement d'une fréquence si déplorable que l'expert peut,
comme cela m'est arrivé quelquefois, être appelé pour plusieurs affaires de même nature ; les lésions observées étant à
peu près les mêmes ou tout au moins de même ordre, on
pourrait aisément les confondre ; il est donc convenable de se
préparer à la discussion de l'audience en recueillant et résumant ses souvenirs. Ce sont là des détails bien importants pour
qui n'est pas habitué aux délégations médico-légales, et dont
les traités spéciaux ne font cependant pas suffisante mention.
Le mieux assurément, avant de se rendre au tribunal, est de

____

(1) *Principles of forensic medicine*, 1844, p. 8.

bien consulter les notes qu'on a prises ou la copie du rapport qu'on a gardée. Oserais-je donner un conseil? J'engage l'expert à ne pas préparer à l'avance une manière de discours, c'est justement sur les points à propos desquels il aura préparé sa petite harangue, qu'il ne sera point interrogé. Les présidents d'assises n'ont pas tous le même mode d'interpellation. Les uns, après les premières formalités remplies, invitent l'expert à exposer ce qu'il sait de l'affaire ; les autres, au contraire, vont droit aux points qui ont été plus particulièrement débattus, soit dans l'interrogatoire de l'accusé, soit dans les dépositions des témoins qui, interrogatoire et dépositions, ont généralement sinon toujours précédé la déposition de l'expert. Le mieux est donc de bien se recueillir, de reprendre méthodiquement dans sa mémoire l'historique de l'expertise et d'attendre en toute confiance le moment de parler.

Enfin l'huissier a appelé l'expert et l'introduit dans le prétoire de la cour.

L'expert, à ce moment, peut être dominé par une émotion bien naturelle, s'il n'a pas encore l'habitude des relations judiciaires ; qu'il se rassure, plein de confiance en l'attention bienveillante des magistrats, et que le sentiment d'avoir rempli en bonne conscience un devoir non moins onéreux la plupart du temps, que pénible et difficile, lui inspire une juste sécurité.

C'est plus que jamais l'heure pour lui de veiller sévèrement sur sa parole. Il faut qu'elle soit simple et digne, comme la science qu'elle représente. Le médecin n'est pas là pour étaler son éloquence ; généralement d'ailleurs peu habitué aux luttes de la parole, il serait mal venu à prononcer un plaidoyer au lieu de faire une simple déposition. On n'a pas à lui demander plus qu'il ne peut donner, mais on a le droit d'exiger de lui la précision, la netteté, la clarté. La plus grande preuve d'habileté qui puisse le recommander, si on

attend de lui l'exposition d'un fait physiologique, de l'accouchement par exemple, c'est d'en rendre compte avec le moins
de mots possible. Moins il parlera, mieux il parlera. Qu'il
songe en outre qu'il s'exprime devant des hommes fort ins-
truits quelquefois, à des degrés différents, mais qui tous
doivent avoir des notions incomplètes et inexactes sur la
science médicale. Il importe donc qu'il soit bien compris de
tout le monde; pour cela il faut laisser de côté toute préoccu-
pation personnelle, ne songer qu'à la vérité, tendre toutes
les forces de son esprit à la produire dans tout son jour.
Est-il besoin de dire qu'il n'emploiera les expressions obscu-
rément techniques, que poussé à la dernière extrémité, et que
si cette dure nécessité devient inévitable, il devra toujours
clairement paraphraser son expression qui, sous son enve-
loppe scientifique, courrait quelque danger de n'être point
saisie.

Il peut être interrogé contradictoirement, ballotté entre la
défense et l'accusation. Souvent la défense qui a fouillé le
rapport de l'expert, l'a médité à loisir, cherchant à en tirer
quelque phrase un peu ambiguë, sur laquelle elle puisse
échafauder des arguments embarrassants; elle a compulsé
les traités de médecine, elle produit à l'audience toute une
bibliothèque médicale pour opposer victorieusement aux
dires d'un humble expert, les arrêts (en ce cas) sans appel
des maîtres de la science. Que l'expert, s'il est sérieusement
instruit, se rassure, la lutte n'est qu'à la surface, elle n'est
pas dangereuse, quelque éminent que soit le talent de l'avocat.
La raison en est simple, l'intelligence et l'esprit ne sauraient
assurer à un examen de quelques heures les avantages et les
résultats d'études longuement faites et longtemps réfléchies.
Si l'expert a bien pesé chaque terme de son rapport, s'il a
dit ce qu'il voulait dire, s'il ne cherche pas à engager avec
un avocat habile, bien préparé des ongles et de la langue,
un duel inégal d'arguties et d'éloquence, si, en un mot, il

s'absorbe dans son rôle purement médical, il peut y demeurer avec confiance ; *impavidum ac tenacem*, on ne saurait le
forcer dans ses retranchements. A la bibliothèque qu'on lui
jette à la tête, il opposera sinon le texte, au moins la substance des livres sur l'étude desquels il a pâli ; mieux encore,
il opposera l'autorité des faits qui parleront haut et ferme
par sa bouche. Il est impossible qu'en s'expliquant lentement,
avec calme et sang-froid, sans autre passion que celle du vrai
et du juste, il ne frappe pas le jury par la force de son expérience, par son bon sens pratique, et ne dégage pas la vérité
des ténèbres dont on l'entoure, bien involontairement sans
doute, pour la révéler dans l'éclat de toute sa lumière. .

Les conseils indispensables, en pareille circonstance, me
paraissent exprimés avec une telle autorité par un écrivain
anglais, que je n'hésite pas à les transcrire ici (1) : « Soyez,
» disait, il y a quelques années à ses élèves, sir William
» Blizard, soyez en cour d'assises les hommes les plus
» simples du monde ; ne hasardez point une opinion qui, si
» vous ne paraissez pas rigoureusement décisif, puisse ensuite
» vous diminuer et vous amoindrir ; beaucoup de vieux pra-
» ticiens s'y sont souvent trompés.

» Donnez votre sentiment d'une manière aussi concise,
» aussi simple et cependant aussi claire que possible ; soyez
» intelligent, sincère, franc et juste, ne visant jamais à faire
» de la science hors de propos ; mentionnez toutes les sources
» où vous avez puisé vos renseignements ; si vous le pouvez,
» faites de votre déposition une vérité qui parle d'elle-même ;
» alors quelque opinion que la cour puisse prendre de vous,
» grande ou petite, elle devra vous tenir tout au moins pour
» un honnête homme. Ne soyez pas tranchant, ne vous met-
» tez pas au lieu et place de la Cour et du jury ; n'adoptez
» pas un côté ou l'autre ; soyez impartial et vous serez honnête.

(1) *London medical and physical Journal,* vol. XXI, p. 403.

» Dans les cours de justice, vous entendrez souvent les juges
» se plaindre, si le médecin entoure son opinion d'une for-
» mule restrictive, d'une apparence de doute, qu'il ne s'ex-
» prime pas clairement. Si au contraire il est écrasant et affir-
» matif, s'il est tranchant et se sert d'expressions purement
» techniques, il passe pour être clair et intelligible. J'ai regret
» de vous faire remarquer qu'il n'en est que trop souvent
» ainsi. »

Ces conseils ont une sagesse et une importance sur lesquelles il n'est pas besoin, je pense, d'insister plus longtemps.

Ici je crois devoir examiner une considération d'un ordre
très sérieux. Le médecin légiste a convenablement répondu à
toutes les questions qui ont été faites par la cour ou trans-
mises par l'avocat ou le jury, mais personne ne lui a posé la
question juste, la seule qui, dans sa pensée, puisse dégager
l'inconnue ; doit-il prendre l'initiative, demander à la poser
lui-même et à la résoudre ? Oui, si ce qu'il a à dire est le
complément irrésistible du serment qu'il a fait de dire toute
la vérité ; non, si sa réponse n'apporte que des présomptions
de plus, toujours discutables et incomplétement probantes.
Plus que tout autre, le médecin légiste doit se tenir en
garde contre l'entraînement de la parole ; comme son initiative peut devenir dangereuse et mauvaise, plus que tout autre
il a le droit de se défier de son initiative.

Cela est entendu, le médecin légiste repoussera énergiquement tout ce qui pourrait donner à son langage les allures
de l'apprêt et de l'emphase ; ses paroles seront toujours
éloquentes, tant qu'elles seront simples, sages et mesurées.
Pourquoi faut-il ajouter que si l'on se trouve dans une même
affaire en opposition avec quelque confrère, on ne saurait
apporter dans son argumentation trop de mesure et de mo-
dération ! Ne peut-on dire la vérité sans l'accompagner de
formules blessantes pour l'opinion contradictoire du voisin ?
Loin de moi la pensée qu'il faille sacrifier quelque chose de

la vérité au désir de ne pas désobliger un confrère, mais faut-il absolument et quand même sacrifier quelque chose de sa politesse et de son savoir-vivre au besoin de le contrarier ?

Le sujet est délicat et pour mieux faire comprendre ce que je veux dire, je suis heureux de faire un nouvel emprunt à la médecine légale du docteur Guy (p. 8.). La citation est d'autant plus précieuse pour moi, qu'en la mettant sous le couvert d'un auteur anglais, elle ne menacera pas l'entente cordiale, bien que la chose tombe sur des confrères d'outre-Manche :

« Dans l'affaire Donnal, on demanda à un médecin (*Surgeon*),
» M. Tichnor : Supposez un malade qui ait des coliques et
» des garderobes depuis quelques heures, que ces symptômes
» s'accompagnent d'un pouls fréquent et faible : en cet état
» de maladie, qu'auriez-vous prescrit? — *Réponse :* J'aurais
» prescrit juste le contraire de ce qu'a ordonné le docteur
» Edwards. Je considère la prescription du docteur Edwards
» comme l'addition d'un fardeau à la charge d'un portefaix.

» M. Justice Abbott (depuis lord Teuterdem) au témoin :
» N'usez pas de métaphore ; celui dont vous venez de parler
» est un homme honorable et expérimenté. Je ne veux pas
» que vous dissimuliez votre opinion, mais je désire que vous
» l'exprimiez de toute autre manière. »

Cela se passait en Angleterre, mais en France, c'est bien différent, n'est-ce pas, chers confrères? Toujours est-il que, sans rien sacrifier de ce qu'on doit à la vérité, il n'est point malséant de ne pas oublier ce qu'on doit de respect au prochain, bien que confrère, et à la dignité professionnelle.

Il est telle circonstance où l'avocat ne se contente pas d'opposer les princes de la science, suivant l'expression consacrée, aux dires qui le contrarient, mais produit un contre-rapport qui émane d'un médecin plus ou moins éminent pour contre-balancer, sinon réfuter, des assertions accusatrices. Je crois à ce propos devoir, sous différents points de vue, consigner ici une dernière observation. Elle me paraît im-

portante en ce sens que je la suppose unique en ses horribles
détails et parce qu'elle a donné lieu à un de ces incidents
d'audience auxquels je faisais allusion tout à l'heure. L'avocat
m'avait fait adresser par le président quelques questions auxquelles j'avais répondu. Je fus fort étonné de voir le défenseur
tirer de son portefeuille, au milieu de son plaidoyer, une
consultation médico-légale émanant d'une des autorités médicales les plus imposantes de Paris. A mon bien grand
regret, le président qui m'avait conservé à l'audience, malgré la permission que j'avais sollicitée d'aller à mes affaires,
ne me donna pas la parole pour réfuter les conclusions du contre-rapport. Cela m'aurait paru cependant d'autant plus nécessaire que les conclusions du contre-rapport, opposées aux
miennes provenaient d'une autorité destinée à impressionner
fortement le jury, dans un sens erroné, selon moi, puisque les
contre-conclusions se préoccupaient surtout d'une question
générale alors qu'il convenait de ne voir que la question particulière. En dernier ressort, je citerai l'observation, à l'occasion du contre-rapport, parce qu'elle me paraît contenir la
confirmation de ce que j'ai cherché à établir au commencement de cette étude, à savoir qu'il y a toujours inconvénient,
péril à rédiger, un peu vite peut-être, un travail dont les
magistrats font d'autant moins de cas, qu'il n'ont pas jugé à
propos de le réclamer.

Obs. XXI. — Je soussigné, médecin adjoint de l'hospice civil
de Versailles, sur la réquisition de M. Fidière des Prinvaux, juge
d'instruction au tribunal de Versailles, et après avoir prêté serment, ai procédé dans la commune de Feucherolles, à l'examen du
cadavre d'une femme de soixante ans environ, qu'on m'a dit être
celui d'une nommée Lud. P..., décédée le 13 octobre 1856, à une
heure du matin., victime de violences horribles qui, dans la soirée
du 12 octobre, auraient été exercées sur elle sur la route de Davron
à Feucherolles; ledit examen, à l'effet d'indiquer les traces de violence, leur nature, la cause de la mort; de vérifier s'il y a eu viol
on seulement tentative de viol; enfin, d'examiner un *morceau de chair*

trouvé sur le chemin, de vérifier s'il provient du corps de la fille **P.**,
et en ce cas de quelle partie.

Avant de faire l'examen et l'autopsie du cadavre, nous nous
sommes transportés avec M. le procureur impérial et M. le juge
d'instruction sur la route où le crime avait été commis; à l'endroit
même où s'est consommé cet horrible attentat, nous avons trouvé
une clef qu'on a dit appartenir à la victime et un débris humain
dont il était difficile, à première vue, de distinguer précisément la
nature; après un examen attentif, je l'ai reconnu pour être un morceau long de 5 centimètres environ, d'un intestin garni d'appen-
dices graisseux et présentant en conséquence les caractères d'un
fragment du gros intestin. J'ai conservé ce débris dans de l'espri
de vin. Revenu à Feucherolles, j'ai procédé à l'examen du cada
vre. Je l'ai d'abord débarrassé des vêtements que la malheureuse
victime avait conservés lorsqu'elle a été placée dans un lit par les
soins et dans le propre domicile de M. Hubert, médecin à Feucherolles.

Au menton, à droite et à gauche du maxillaire inférieur, au-devant
du larynx et à l'angle interne de la clavicule gauche, sur l'articulation sterno-claviculaire gauche, on trouve des ecchymoses multiples, assez prononcées, d'une étendue variable, quelques-unes affec-
tant une forme circulaire, comme celle qui résulterait de la pression
plus ou moins violente d'un ou plusieurs doigts. A la face antérieure
du bras droit, au tiers supérieur du membre placé dans l'extension,
on constate une dépression très profonde où l'on pourrait facilement
loger une noix ordinaire. Pour me rendre un compte exact de cette
dépression, j'ai dû mettre les muscles à nu et j'ai alors constaté
qu'elle était produite par une déchirure, une sorte de broiement
pour ainsi dire au tiers supérieur du muscle biceps, comme réduit
en bouillie à ce point de sa hauteur; cet écrasement de la fibre musculaire d'un muscle puissant atteste à la fois la brutalité de l'attaque et l'énergie de la défense. Au bras gauche, à la face interne et
au poignet, on remarque aussi quelques ecchymoses d'un diamètre
variable.

En haut de la cuisse droite et dans le pli inguinal gauche, on en
voit également quelques-unes allongées et étroites. Le bas-ventre,
les cuisses sont couverts de sang dans lequel d'ailleurs repose et
baigne tout le bassin.

L'appareil vulvaire est baigné de sang. En écartant les grandes
lèvres, on voit pendre entre elles, par l'orifice ou au moins ce qui
était l'orifice vaginal, un bout d'intestin d'une longueur de 3 à
4 centimètres environ. L'angle inférieur de l'orifice vaginal est profondément déchiré dans une étendue de 3 centimètres à peu près,
et la déchirure côtoyant le côté droit de l'orifice anal descend plus

bas que lui, de telle sorte qu'il y a un pont de tissus intacts qui
sépare l'anus de la plaie vaginale. Le ventre est tendu, résistant,
ballonné.

En l'ouvrant avec précaution, je constate d'abord un épanche-
ment sanguin considérable ; la masse intestinale est distendue et
rougeâtre. A gauche, dans la région du rectum, je trouve une sorte
de bouillie noirâtre, magma sanguin, et au milieu de ce détritus
de tissu cellulaire gorgé de sang, j'aperçois un bout d'intestin flot-
tant dans la cavité abdominale ; je constate qu'il fait suite à la partie
du gros intestin qu'on nomme l'S iliaque du côlon, et qui devient
plus bas le rectum ; au-dessus de la masse qui constitue la vessie
et l'utérus, on aperçoit une anse intestinale dont la direction est
transversale et qui, au milieu de sa longueur, est rompue de telle
façon que les deux portions de l'intestin présentent à leur extrémité rupturée leur orifice béant. Les deux portions , quoique sépa-
rées, ne flottent pas dans la cavité abdominale, maintenues qu'elles
sont en leur place par le mésentère qui les retient. La vessie, l'utérus d'ailleurs sont d'un très petit volume et ne présentent aucun
désordre. En promenant le doigt du haut en bas de l'orifice vaginal,
on rencontre bientôt cette portion d'intestin dont nous avons parlé
plus haut et qui proémine en dehors ; en déprimant cette portion
d'intestin de haut en bas, on la fait pénétrer dans cette profonde
déchirure qui descend plus bas que l'orifice anal. En opérant de
légères tractions sur ce bout d'intestin, on voit qu'il était la conti-
nuation de la partie supérieure du rectum lui-même ; car ces tractions font sortir par l'anus quelques matières fécales. En replaçant
dans le ventre ce bout d'intestin qui pend entre les grandes lèvres,
on reconnaît qu'il ferait suite à cette portion flottante au côté gauche de la cavité abdominale, portion dont je viens de parler tout
à l'heure, s'il n'y manquait une certaine longueur. En rapprochant
la longueur qui manque de celle du débris trouvé sur la route, on
constate que toutes les parties rapprochées formeraient un tout
complet ; les extrémités d'ailleurs de ces différentes portions d'intestin, tant de celle flottante dans le ventre que de celle qui pend entre
les grandes lèvres et de celle du débris conservé, sont frangées,
étirées, comme le sont des membranes violemment brisées, rompues,
et non régulièrement coupées.

Voici maintenant, selon moi, ce qui a dû se produire à l'instant
du crime : le meurtrier, après avoir assailli la victime vigoureuse-
ment, ainsi que l'attestent les ecchymoses précitées et la profonde
meurtrissure, le broiement du bras droit, aura plongé sa main droite
vers les parties sexuelles, sa main droite, car la déchirure du périnée
est dirigée de gauche à droite, et la dépression du bras droit de la
victime a dû être produite par la pression de la main gauche du

meurtrier. C'est la seule situation qui donne l'équilibre de statique nécessaire pour que tous les désordres que l'autopsie a révélés puissent se produire dans leur sauvage énergie. La main droite donc est arrivée vers les parties sexuelles ; les doigts auront alors fatalement écarté les grandes lèvres, je dis fatalement, parce que la disposition naturelle des organes chez une femme de mœurs régulières, la résistance qu'elle a dû naturellement opposer, font que le hasard a dû être pour quelque chose dans cette circonstance. Les doigts écartant donc les grandes lèvres , rencontrant l'orifice vaginal, poussés par une sorte d'impulsion frénétique, auront pénétré de vive force dans le ventre en effectuant la profonde déchirure dont nous avons parlé et rompant la cloison vagino-rectale, la main aura pénétré tout entière dans le ventre. Les doigts auront labouré toute la cavité abdominale, rencontrant l'anse intestinale de l'iléon, ils l'auront déchirée en respectant le mésentère, auront accroché l'anse intestinale qui résulte des nombreuses inflexions et courbure de la fin du gros intestin et l'auront violemment ramenée par la plaie d'entrée ; peut-être ces deux arrachements auront-ils été simultanés. Toujours est-il que la violence de l'effort a été telle, la compression de l'intestin par le meurtrier si serrée, qu'une portion de l'intestin a été arrachée, celle que nous avons trouvée sur la route. L'effort a été si énergique, que, malgré les mouvements d'une longue marche que la pauvre femme avait à faire encore pour regagner Feucherolles, malgré les mouvements qu'il lui a fallu faire nécessairement pour monter l'escalier de la chambre où elle a été couchée, pour se placer dans le lit où elle allait succomber quelques heures après, la portion d'intestin qui avait été violemment amenée au dehors est restée engagée dans la plaie vaginale, afin d'attester, pour ainsi dire, comment le crime s'était produit. Sans cette circonstance, en effet, qui fait assister nettement, sans contestation possible, à tous les phénomènes, à tous les détails, à l'œuvre tout entière du crime, il eût été impossible peut-être de le comprendre, et partant de l'expliquer.

Les conclusions découlent naturellement de ce qui précède ; ce sont les horribles blessures que j'ai constatées qui ont causé la mort ; avec de pareilles violences, il n'y a pas eu de temps ni de place pour un viol ordinaire. Probablement qu'exaspéré par une résistance désespérée ou d'autres circonstances qu'il ne m'est pas donné d'examiner, le meurtrier aura été pris d'un accès de frénésie sauvage ; c'est alors que sa main, trouvant dans cette frénésie même une vigueur et une énergie instantanées, aura produit les désordres relatés plus haut. C'est bien certainement à sa robuste constitution que la pauvre victime, souffrant de tortures horribles, et perdant tout son sang, a dû de pouvoir se traîner encore dans un trajet de quinze cents pas environ jusqu'à Feucherolles.

J'estime donc que le crime dont elle a été l'objet a causé sa mort, et que le débris humain trouvé sur la route de Davron, est une partie de l'intestin rectum qui a été arrachée par le meurtrier.

Cette observation me paraît intéressante à rapporter, d'abord je la crois telle qu'elle est, sans précédents. Elle peut se rapprocher par quelque partie d'une observation citée par M. le professeur Tardieu (1), et extraite d'un rapport de MM. les docteurs Morrand et Salzat, mais elle en diffère par un grand nombre de points importants. Les lésions observées sur la femme B... étaient bien plus considérables, puisqu'il s'agissait d'un arrachement de l'utérus et des intestins. Aussi les faits révélés par les débats ont-ils établi que la femme B... n'avait survécu qu'environ trois quarts d'heure. Dans l'observation qui précède, au contraire, nous voyons la malheureuse Lud. P... survivre six heures encore aux affreuses mutilations qu'elle a subies, faire environ 1500 pas pour quitter la route de Davron, gagner Feucherolles, monter d'abord dans une première maison, la quitter, traverser la grande rue du village pour atteindre la maison du médecin, où, au premier étage, elle devait trouver un asile et mourir.

Avant de succomber, cette malheureuse femme avait pu faire une sorte de description du meurtrier qu'elle avait vu, vers les sept heures environ, le 13 octobre, il est vrai, mais sur une route assez large, débarrassée de tout obstacle qui aurait pu projeter une ombre quelconque, et éclairée par un clair de lune magnifique. Cette femme avait affirmé qu'un homme seul l'avait attaquée, renversée et blessée.

A l'audience, ai-je dit, l'habile avocat qui la défendait, produisit une consultation médico-légale, établissant que des lésions pareilles à celles mentionnées dans le rapport n'avaient pu être déterminées par un seul assaillant : que d'ailleurs, quoiqu'âgée de soixante ans, la victime, encore vigoureuse,

____

(1) *Annales d'hygiène*, Paris, 1848, t. XXXIX, p. 159.

avait dû opposer une résistance énergique, et qu'il était avéré, acquis à la science et à la justice, qu'un homme seul, sur une femme qui résiste, ne pouvait accomplir un viol. Il en résultait nécessairement que l'allégation de la victime, qui affirmait n'avoir vu qu'un seul assaillant, était réduite à néant, entraînant alors dans sa disparition la description qu'elle avait faite du meurtrier, et qui se rapportait au prévenu.

Si j'avais été appelé à répondre, j'aurais dit qu'il ne s'agissait plus dans l'espèce d'un viol qui exige une précision rigoureuse, un moment choisi pour pouvoir s'accomplir. Qu'en effet, j'admettrais bien qu'un homme eût été dans l'impossibilité de violer, dans le sens légal du mot, seul, abandonné à ses uniques ressources, Lud. P..., encore forte et vigoureuse, malgré ses soixante ans, mais que dans un accès de bestialité féroce et inouïe, sentant ses forces doublées, quintuplées, pour dire plus exactement, le misérable assaillant avait pu trouver assez de puissance pour clouer sa victime sur le sol de la main gauche, et de la main droite pénétrer dans la cavité abdominale ; il avait déployé d'autant plus de violence en déchirant les tissus, qu'il rencontrait plus de résistance à vaincre dans la lutte que cette malheureuse soutenait si courageusement contre lui. Certes, s'il avait cherché seulement à accomplir le viol, ce qui aurait demandé plus d'adresse que de force, il n'en serait jamais venu à bout à cause de la résistance de la victime. Mais cette résistance qui suffisait pour détourner le viol en lui-même, devenait insuffisante pour empêcher l'éventration et le meurtre.

Ce qui m'a singulièrement surpris dans cette observation a été de trouver arrachée une portion d'intestin relativement si peu considérable; j'aurais mieux compris qu'une portion plus longue fût déchirée, mais il n'y en avait qu'une longueur de 5 à 6 centimètres, comme si l'intestin, violemment ramené au dehors du ventre, avait cédé dans la longueur d'une ligne, représentant la largeur de quatre doigts.

Une dernière considération pour ce qui a trait à la présence
du médecin dans la cour d'assises, porte sur la grande réserve
que s'imposera l'expert dans le cas de suspension momentanée
des débats. Comprenant l'influence et la portée que pourrait
avoir une parole imprudente, mieux que personne il saura
s'abstenir, rentrant sans efforts dans les habitudes de discrétion qui constituent l'un des principaux mérites de sa digne
profession.

Dans cette étude, je me proposais de considérer l'intervention du médecin légiste plus spécialement dans les questions
d'attentats aux mœurs. Involontairement je me suis laissé aller
sur une pente bien naturelle, à parler quelquefois du médecin
légiste en général. J'ai l'intention, dans un travail ultérieur,
d'envisager plus complétement son rôle tout entier. Il est certain que la médecine légale a de nombreux desiderata, et ses
lacunes sont d'autant plus regrettables que cette branche de
l'art médical qui embrasse un cercle si vaste de connaissances
de tout genre, s'applique aux intérêts les plus graves de la
société. Il serait grand temps que d'indispensables réformes
vinssent en rendre l'exercice plus profitable aux vues de la
justice, et moins pénible, moins onéreux de tous points pour
les praticiens dévoués qui consentent à s'en occuper. Les ho-
noraires édictés par la loi sont tellement misérables, honteux
pour ainsi dire, que nombre de médecins qui se respectent
préfèrent subir les charges et renoncer au *salaire*, puisqu'il faut bien l'appeler par son nom; cela est mauvais
pour tout le monde, et de quelque façon qu'on l'envisage.
Des experts qui, par dignité personnelle, n'acceptent pas,
comme indignes ou insuffisantes, les rémunérations fixées par
la loi; semblent alors tenir la loi pour leur obligée. Or, la
loi est trop haut placée pour rien devoir à personne. Mais tant
qu'on n'aura pas remédié à ce déplorable état de choses, tant
que la position du médecin légiste n'aura par été relevée, assurée, mise à la hauteur de ses sacrifices, la médecine légale

ne sera pas sauvegardée, ne tiendra pas sa véritable place et
ne produira pas tous ses fruits ; par malheur ce sera l'administration de la justice qui aura le plus à en souffrir. Ce sont
là des vérités qui courent les rues. Le médecin les proclame;
le magistrat les reconnaît, et tout cependant reste dans le
plus fâcheux des *statu quo* possibles.

IX. — *Conclusions.*

Je vais résumer ici les considérations qui précèdent:

1° Il importe en médecine légale aux intérêts les plus
sérieux de la société, qu'il y ait entre l'ordre judiciaire, comprenant tous les membres à quelque degré hiérarchique
qu'ils apparaissent, et les médecins légistes, un même langage, uniforme, intelligible de la même façon pour tous; de
là, nécessité de définir autant que possible ce qui constitue la
nature du délit et du crime.

Cela est plus nécessaire que jamais en ce qui concerne les
attentats aux mœurs dans la classification desquels règne une
certaine confusion.

Les attentats aux mœurs devraient comprendre :

A. L'outrage à la pudeur ;

B. L'attentat à la pudeur ;

C. La tentative de viol ;

D. Le viol.

A. L'outrage à la pudeur est tout ce qui, faits et gestes,
insulte à la pudeur ou publique ou privée. Par suite de
l'essence même du délit; le médecin légiste n'est appelé qu'in-
cidemment à en connaître.

B. L'attentat à la pudeur, en ce qui concerne le point de
vue matériel, c'est-à-dire la lésion des organes sexuels, est
l'ensemble de tous les désordres possibles, en tant, toutefois,
que la membrane hymen restera complétement intacte.

C. La tentative de viol est l'attentat à la pudeur, plus un commencement, peu ou beaucoup, de rupture de la membrane hymen, assez considérable pour s'apprécier sans le moindre doute par les caractères physiques ordinaires, insuffisant cependant pour laisser pénétrer complétement dans la cavité vaginale un membre viril en érection.

D. Le viol enfin, c'est la rupture de la membrane hymen, assez complète pour laisser pénétrer librement le membre viril dans la cavité vaginale ; c'est en tout cas, rupture ou non-rupture de la membrane hymen mise à part, la pénétration violente, inaccordée, du membre viril dans la cavité vaginale.

2° Lorsque le médecin légiste a reçu la commission rogatoire, il doit l'étudier avec une sévère attention, employer tous ses efforts à faire disparaître les obscurités qu'elle pourrait contenir, et une fois qu'il considère sa mission comme parfaitement arrêtée et définie dans toutes ses parties, il doit se constituer l'interprète rigoureux et l'esclave de cette même commission rogatoire.

3° En ce qui concerne les attentats aux mœurs, généralement, l'homme de l'art n'a pas à étayer son rapport d'une sorte d'enquête préalable se composant de questions adressées à la victime ; dans la plupart des cas, sinon toujours, il suffira de constater exactement les lésions matérielles qui existent ou leur absence, pour en déduire la possibilité ou l'impossibilité de faits qui s'y rapportent.

4° La rupture de la membrane hymen n'atteste pas toujours irréfutablement qu'un viol ait été commis ; d'autre part le viol pourrait avoir été commis, bien que la membrane hymen persiste dans toute son intégrité ; enfin, un viol pourrait avoir été commis, constitué qu'il serait par la pénétration du membre viril dans la cavité vaginale, la rupture de la membrane hymen étant constatée d'ailleurs, mais cette rupture n'étant pas contemporaine du crime commis et existant préalablement à sa perpétration.

5° Le médecin légiste doit être singulièrement réservé et prudent dans l'interprétation qu'il donne des écoulements plus ou moins purulents dont les organes de la femme sont le siége.

Il doit bien se garder en outre de considérer toujours les excroissances charnues des organes sexuels comme le témoignage d'un écoulement virulent, ou l'indice certain d'une contagion quelconque.

6° Lorsque le médecin légiste aura recueilli dans la constatation des lésions matérielles les éléments de son appréciation, il ne devra, qu'après ample méditation et sur puissants motifs, déduire ses conclusions; il y aura toujours inconvénient ou danger à se prononcer, pour ou contre, d'une façon trop prématurée.

7° L'expert ne saurait peser avec trop d'attention et de soin chaque terme de son rapport; le rapport le plus court est incontestablement le meilleur, à la condition qu'il n'y manquera rien de ce qui peut être utile à la manifestation de la vérité.

8° Dans le prétoire de la cour d'assises, le médecin légiste ne saurait trop faire appel à tout son sang-froid pour rester toujours simple, concis et clair, inébranlable dans son langage; n'ayant d'autre guide que la sainteté du serment et d'autre but que la manifestation de la vérité, il doit demeurer impartial, ne se laissant toucher dans sa conviction par aucun incident plus ou moins pathétique d'audience, restant en un mot complétement étranger aux mouvements de la passion.

FIN.

TABLE DES MATIÈRES.

FIN DE LA TABLE.

Paris. — Imprimerie de L. MARTINET, rue Mignon, 2.